Jerold J. Kreisman

Die Kunst, mit einem Vulkan zu sprechen

JEROLD J. KREISMAN

Die Kunst, mit einem Vulkan zu sprechen

Kommunikationstechniken für Angehörige von Menschen mit **Borderline**

Aus dem Amerikanischen von Silvia Autenrieth

Kösel

Deutsche Erstausgabe
Die Originalausgabe erschien unter dem Titel *Talking To A Loved One with Borderline Personality Disorder: Communication Skills to Manage Intense Emotions, Set Boundaries & Reduce Conflict* bei New Harbinger Publications, Oakland/USA.

Anmerkung
Diese Publikation soll dazu dienen, zutreffende und verbindliche Informationen zu dem hier behandelten Thema zu liefern. Sie wird mit dem Verständnis vertrieben, dass der Verlag nicht auf dem Gebiet psychologischer, finanzieller, juristischer oder sonstiger Beratungsleistungen tätig ist. Für den Fall, dass Hilfe oder Beratung von Fachleuten benötigt wird, sollte kompetente professionelle Unterstützung hinzugezogen werden.

MIX
Papier aus verantwortungsvollen Quellen
FSC® C083411
www.fsc.org

Verlagsgruppe Random House FSC® N001967

Umschlaggestaltung: Weiss Werkstatt München
Umschlagmotiv: © Runrun2/Shutterstock.com
Redakteurin: Imke Oldenburg, Bremen
Satz: dtp im Verlag
Druck und Bindung: CPI Books GmbH, Leck
Printed in Germany
ISBN 978-3-466-34756-8
www.koesel.de

Dieses Buch ist auch als E-Book erhältlich.

Für die Kleinen,
die mittlerweile die Großen geworden sind,
die die nächsten Kleinen in ihrer Obhut haben:

Jenny und Adam

Alicia und Brett

Audrey und Owen

Stella und Ryder

Inhalt

Vorwort

Strategien und Prinzipien wirksamer Kommunikation findet man in jedem Beziehungsratgeber. Kommunikation dreht sich nicht darum, zu beweisen, dass man im Recht ist. Sie steht und fällt vielmehr damit, die Sichtweise des Gegenübers zu respektieren. Aktiv zuzuhören, statt nur zu reden. Sich in die andere Person hineinzuversetzen. Worte mit Bedacht zu wählen, auf seinen Tonfall zu achten. Dem anderen zu sagen, was Sie an ihm schätzen. Bereit zu sein, »Es tut mir leid« zu sagen.

Was jedoch, wenn bei Paaren ein Partner von einer Borderline-Persönlichkeitsstörung (BPS) betroffen ist und sich unter Umständen mit sage und schreibe *jedem* dieser Punkte schwertut? Die Betroffenen haben vielleicht durchaus ein großes Einfühlungsvermögen, doch wenn ihre Gefühle Karussell fahren, blasen sie womöglich zur Attacke. Noch schlimmer ist es, wenn ihr Gegenüber von ihnen verlangt, die Verantwortung für ihr eigenes Verhalten zu übernehmen oder andere Worte zu wählen (worin die Botschaft steckt, dass sie vorher etwas falsch gemacht hätten). Irgendwann spricht die Person ohne Borderline mit der anderen vielleicht nur noch, wenn es unbedingt sein muss; das ist das Ende der Beziehung.

Gibt es irgendeine Hoffnung, Sie beide zusammenzubringen, um Ihre Probleme wirklich zu lösen? Ja, es gibt sie tatsächlich. Hier ein Bild für das, was Sie erwartet: Etwa zur Zeit des Amerikanischen Bürgerkriegs wurden zwei konkurrierende Firmen damit beauftragt, die transkontinentale Eisenbahnstrecke zu errichten. Die eine sollte in Omaha beginnen und einen schnellen Zugang nach Westen erschließen, die andere würde mit der Trasse in San Francisco beginnen und ostwärts führen. Ihr gemeinsames Ziel war, das Unmögliche möglich zu machen: die beiden Trassen so anzulegen, dass sie exakt aufeinanderstoßen und dass die Schienenstränge reibungslos ineinander übergehen würden. Die entsprechenden Planungen brauchten ewig. Schließlich waren die Vorbereitungen allseits abgeschlossen, und es konnte losgehen. Beide Seiten sprengten Trassen durch Gebirge aus Granit und verlegten ihre Schienenstränge, und das teilweise auf Pässen, die unter fünf Metern Schnee und mehr begraben waren.

Einen Konsens herzustellen zwischen dem, was in zwei Köpfen vorgeht, gleicht dem Zusammenführen dieser zwei Schienenstränge. Beides geschieht auf einem bislang unerschlossenen Gelände, auf dem man leicht vom Kurs abkommt. Im einen Fall führt die eine Seite einen wahren Eiertanz auf, um sich um emotionale Tretminen herumzulavieren, im anderen fräst man sich durch haushohe Schneeverwehungen und überwindet andere physische Gefahren. Für die Eisenbahnarbeiter von damals ist es zu spät, die Sache anders anzugehen – ihre Zeit gehört der Vergangenheit an. *Aber für Sie und Ihren Liebsten oder Ihre Liebste mit Borderline ist es nicht zu spät!* Der Psychiater, der Ihnen dabei helfen wird, zu lernen, wie Sie sich *gemeinsam* durch tückische Diskussionen hindurchmanövrieren, ist Jerry Kreisman. *Die Kunst, mit einem Vulkan zu sprechen* ist ein brillantes Buch, das Sie immer wieder zur Hand nehmen werden.

Werfen wir zunächst einen ganz kurzen Blick auf seine Methode. Dr. Kreisman stellte in seinem ersten Buch, *Ich hasse dich – verlass mich nicht,* die SET-Kommunikation vor: *Support (Unterstützung), Empathy (Mitgefühl)* und *Truth (Wahrheit)*. Das Verfahren wurde ziemlich populär – von vielen wird es noch heute angewendet. Im Laufe der nächsten 30 Jahre seiner Arbeit mit Klienten feilte Dr. Kreisman weiter am SET-Verfahren und erweiterte es um eine ganz neue Ebene, und diese Weiterentwicklung lässt sich durchaus mit dem Weg von einem altmodischen Hochrad zum neuesten Modell einer Harley-Davidson vergleichen.

Das Resultat nennt sich SET-UP. UP steht für *Understanding (Verständnis)* und *Perseverance (Beharrlichkeit)* und ist mehr als ein Kommunikationssystem. Es ist ein unentbehrliches Hilfsmittel dafür, die Beziehung als solche zu verbessern, da effektive, respektvolle Gespräche das Herz von Vertrauensaufbau und Liebe ausmachen.

SET-UP ist ein außerordentlich klares und praktisches Verfahren. Darauf zurückzugreifen, kann Ihnen helfen, eine Auseinandersetzung auf der Spur zu halten. Und wenn Sie und Ihr Partner oder Ihre Partnerin von dieser Spur abkommen, können Sie damit exakt den Punkt ermitteln, an dem Sie vom entsprechenden Gleis heruntergeraten sind, und den Fehler korrigieren. In *Die Kunst, mit einem Vulkan zu sprechen* erläutert Dr. Kreisman die Methode anhand von Dutzenden von Beispielen, um sicherzustellen, dass sie Ihnen wirklich in Fleisch und Blut übergeht. Dabei ist das Buch leicht lesbar – ein weiterer großer Vorteil, denn dadurch braucht sich niemand bei der Lektüre mit Fachchinesisch in Sachen Borderline-Persönlichkeitsstörung herumzuschlagen. Es bietet einfach wirkungsvolle, ganz praktische, alltagstaugliche Hilfen.

In den ersten drei Kapiteln erläutert Jerry Kreisman zunächst einmal in Grundzügen das SET-UP-System. Im restlichen Buch zeigt er auf, wie es sich bei diversen Problematiken einsetzen lässt, die in Borderline-Beziehungen gang und gäbe sind: das No-Win-Dilemma (es nie recht machen zu können); das »Ich-hasse-dich«-Dilemma; das Dilemma der Verlassenheitsängste; das Dilemma der Identitätslosigkeit; das Opferstatus-Dilemma; das Dilemma des Hangs zur impulsiven Selbstschädigung, bis hin zum Dilemma »Gehen oder Bleiben?«

Klingt die Aussicht auf eine bessere Kommunikation – und eine bessere Beziehung – für Sie unwahrscheinlich? Das Gleiche galt für das Zusammentreffen der Eisenbahnschienen am Promontory Summit im heutigen Utah, wo am 10. Mai 1869 zur Feier der Fertigstellung der ersten transkontinentalen Eisenbahnlinie in einer feierlichen Zeremonie der letzte Schienennagel eingeschlagen wurde.

Aber jetzt zum Buch. Es wird Zeit, dass Sie es zu lesen beginnen.

Randi Kreger, Autorin von »Schluss mit dem Eiertanz«

Einleitung

Wenn Sie jemanden mit Borderline-Persönlichkeitsstörung lieben, wissen Sie selbst am besten, dass diese Beziehung oft angespannt sein kann. Sie wissen, dass der geliebte Mensch Stimmungsschwankungen, impulsive Verhaltensweisen und sogar selbstschädigende Handlungen an den Tag legen kann, bei denen Sie sich manchmal fragen, ob Sie sich das noch länger antun möchten. Erst stößt er Sie in rasendem Zorn von sich weg, nur um sich dann verzweifelt an Ihnen festzuklammern und innigere Nähe zu verlangen. Er lobt Sie vielleicht über den grünen Klee, die Bewunderung jedoch wechselt sich mit einer Verachtung ab, die jedes vernünftige Maß überschreitet. Die betroffene Person könnte Ihr Partner sein oder Ihre beste Freundin, ein Elternteil oder ein Kind von Ihnen.

Das vorliegende Werk versucht, praktische Wege aufzuzeigen, sich durch diese oft stürmischen Gewässer hindurchzunavigieren. Es soll Ihnen helfen, die oft irritierenden Kommunikationsmuster der Borderline-Persönlichkeit zu verstehen, Fallstricke zu vermeiden und Möglichkeiten zu entwickeln, ein positiveres Band zwischen Ihnen beiden zu knüpfen.

Anders als viele andere Werke zum Thema ist dieses nicht unbedingt für Menschen gedacht, bei denen eine Borderline-Persönlichkeitsstörung diagnostiziert wurde. Ebenso wenig soll es eine reguläre Behandlung durch entsprechende Fachkräfte erläutern oder ersetzen. Vielmehr wendet sich dieses Buch gezielt an Menschen, denen es am Herzen liegt, mit jemandem zu kommunizieren, der von Borderline betroffen ist. Ich bin guter Hoffnung, dass die Lektüre dieses Buches es Ihnen ermöglicht, Ihre Beziehung zu dieser Person, die Ihnen wichtig ist, zu erhalten und zu verbessern.

Wie dieses Buch Ihnen helfen kann

Eine liebevolle Beziehung zu Borderlinern aufrechtzuerhalten, kann harte Arbeit sein. Sie lieben diese Person, und dennoch haben Sie das Gefühl, dass Ihre liebevolle Zuwendung immer wieder abgewehrt und in Frage gestellt wird. Auf den folgenden Seiten werden Sie einige gängige Dilemmata wiedererkennen, die Ihnen begegnen, wenn Sie jemanden mit Borderline lieben. Sie werden sich in einigem wiederfinden, was hierbei auch für Sie zum Kampf gerät.

Dieses Buch wurde für Sie geschrieben, die Seite der Beziehung, die auf Kommunikation bedacht ist. Es wird Ihnen helfen, sich anbahnende Krisen im Umgang mit der Borderline-Persönlichkeit in Ihrem Umfeld zu erkennen. Sie werden bestimmte Strategien erlernen, die es Ihnen ermöglichen, sich auf gängige frustrierende Punkte in der Beziehung zu ihr besser einstellen zu können. Diese Methoden sind relativ leicht zu merken und anzuwenden. Ich werde eine ganze Reihe von Beispielen vorstellen, die Ihnen zeigen, wie Sie diese Strategien einsetzen können, um auf eine gesündere Beziehung hinzuarbeiten.

Eine der primären Techniken, die ich hier beschreibe, trägt den Namen SET-UP. Diese Bezeichnung beruht auf den Worten *Support (Unterstützung)*, *Empathy* (*Mitgefühl*), *Truth* (*Wahrheit*), *Understanding* (*Verständnis*) und *Perseverance* (*Beharrlichkeit*). Das simple Akronym steht für ein bestimmtes Denken, von dem die Interaktionen mit Ihrem Gegenüber getragen sein sollten. Das SET-Element ist der zentrale Fokus des Kommunikationssystems, da bei jeder Kommunikation ein ausgewogener Mix aus *Unterstützung*, *Mitgefühl* und *Wahrheit* gefragt ist und diese Punkte bei jeder verbalen Interaktion hervorgehoben werden sollten. *Verständnis und Beharrlichkeit* sind allgemeinerer und übergreifender Natur und kommen als ergänzende Komponente hinzu.

Ich habe die Urform des SET-Kommunikationssystems für die klinische Praxis und für Laien entwickelt, die oft mit schwierigen Menschen zu tun haben. Es zielt darauf ab, sich eine Denkweise zu bewahren, mit der sich eine Eskalation von Spannungen möglicherweise minimieren lässt. Die SET-Kommunikationstechnik ist einfach und schnell zu erlernen. Ihre Prinzipien lassen sich leicht einprägen und umsetzen. Die SET-Prinzipien bei der Kommunikation jederzeit abrufen zu können, hilft auch dabei, es zu bemerken, falls Ihre Interventionen bei Ihrem Gegenüber gar nicht »ankommen«, und zu erkennen, wie Sie stattdessen vorgehen können. UP ist ein durchgängiges Ziel für die Beziehung insgesamt – die dauerhafte Perspektive von *Verständnis und Beharrlichkeit*.

SET-UP ist kein Weg, um jemanden mit Borderline-Persönlichkeitsstörung zu heilen, sondern eine Technik, die Ihnen, dem Kommunikationspartner, helfen soll, eine Beziehung zu diesem Menschen zu unterhalten. Es ist kein Behandlungsprotokoll, obwohl man im Rahmen eines Therapieprogramms tiefer in seine Prinzipien eintauchen kann. Neben bestimmten Möglichkeiten, um SET-UP einzuführen, umfasst dieses Buch auch noch weitere Interaktionsstrategien und erklärt, woran man erkennt, wann diese sich anbieten. Das übergeordnete Ziel dieser Verfahren besteht darin, den Grundstock für ein dauerhaftes respektvolles Miteinander zu legen, der zum Erhalt der Beziehung beiträgt.

Was Sie in diesem Buch erwartet

Der erste Teil dieses Buches präsentiert Ihnen alle wichtigen Informationen zum Thema. Im 1. Kapitel werden noch einmal kurz unser aktueller Wissensstand in Bezug auf die Borderline-Persönlichkeitsstörung sowie die Borderline-typischen Probleme bei der Kommunikation umrissen. Das 2. Kapitel geht darauf ein, was SET-UP ist (und was nicht) und wie sich das Verfahren am wirksamsten einsetzen lässt. Das 3. Kapitel schließlich beschreibt andere, ergänzende Techniken, die beim Umgang mit Borderline-Betroffenen hilfreich sein können.

Der zweite Teil des Buches erklärt konkreter die Herausforderungen, die im Gespräch mit Borderlinern auftauchen. Hier werden unterschiedliche oft auftretende Dilemmata und immer wieder beobachtete Szenarien ebenso aufgezeigt wie Wege, mit solchen Konflikten umzugehen. Ein abschließendes Kapitel befasst sich mit der Frage, wann es für Sie zu überlegen gilt, ob die Beziehung noch Bestand haben kann.

Dieses Buch beschreibt das SET-UP-System sehr ausführlich und wird, so meine Hoffnung, dazu beitragen, die Not und Verzweiflung zu lindern, die Menschen mit Borderline-Persönlichkeitsstörung und ihre Lieben erleben.

Zum Autor

Mein Interesse an der Borderline-Persönlichkeitsstörung reicht mittlerweile 40 Jahre zurück, bis in die Zeit meiner psychiatrischen Ausbildung – zunächst an der medizinischen Hochschule der Cornell University in New York, und später während meiner Facharztausbildung am National Institute of Health in Washington, DC. In dieser Zeit traf ich auf immer mehr Patienten, die Merkmale aufwiesen, die man als Kriterien für die damals erst in Entstehung begriffene offizielle Diagnose einer Borderline-Persönlichkeitsstörung festgelegt hatte. Einige Kollegen befassten sich nur ungern mit Borderline-Patienten; ich erlebte jedoch viele Betroffene als faszinierende, hoch motivierte und mutige Menschen. Ihr Zorn und Schmerz waren Schreie, in denen sich eine Lebensgeschichte voller Verletzungen und Enttäuschungen Gehör verschaffte.

Mein Interesse am Phänomen Borderline-Persönlichkeitsstörung brachte mich dazu, zahlreiche Artikel und zwei Bücher zu diesem Thema zu veröffentlichen. Seit 35 Jahren habe ich außerdem immer wieder Vorträge vor Fachleuten und Laien in den USA wie auch im Ausland gehalten. Auf das lebhafteste Interesse stieß dabei die SET-Kommunikation, eine Gesprächstechnik, die ursprünglich im Rahmen eines Programms an einer Klinik in St. Louis entstand. SET wird in meinem ersten, mit Hal Straus zusammen verfassten Buch *Ich hasse dich – verlass mich nicht* beschrieben und in unserem zweiten Werk, *Zerrissen zwischen Extremen*, noch näher ausgeführt. Ein Großteil der Fragen und Diskussionspunkte, die seitdem an mich herangetragen wurden, bezog sich darauf, dass noch mehr Beispiele dafür erbeten wurden, wie SET konsequent als Denkmodell bei der Kommunikation mit anderen Menschen eingesetzt werden kann, vor allem aber beim oft belasteten Umgang mit Borderline-Betroffenen. Dieses Buch ist ein Versuch, auf diese Bitten einzugehen.

Anmerkung für die Leserinnen und Leser dieses Buches

Wie bereits in meinen beiden anderen Büchern erläutert, war ich im Sinne der besseren Lesbarkeit so frei, diverse Kürzel zu benutzen. Sosehr ich es verabscheue, wenn Personen auf ihren Befund reduziert werden (»die Diabetikerin in Untersuchungszimmer drei»), so verwende ich dennoch mitunter kurz und knapp die Bezeichnung »Borderliner«, »Borderline-Betroffene« oder »Borderline-Persönlichkeit« statt der präziseren, aber umständlichen Formulierung »Menschen, die Symptome aufweisen, die mit der psychiatrischen Diagnose ›Borderline-Persönlichkeitsstörung‹ übereinstimmen«.

Ebenso verwende ich in Ermangelung einer passenderen Bezeichnung, die alle Möglichkeiten mit abdecken würde, mitunter den nicht ganz befriedigenden Begriff »Partner« oder »Gegenüber« für Sie als Leserinnen oder Leser, die Sie sich in einer Paarbeziehung mit jemandem befinden, der eine Borderline-Persönlichkeitsstörung aufweist, oder sonstige Angehörige oder Personen in Ihrem Umfeld haben, die davon betroffen sind.

Ebenfalls in Ermangelung besserer Optionen wechsle ich immer wieder einmal zwischen männlicher und weiblicher Form ab, anstatt auf sperrige Konstruktionen wie »er/sie« oder »sie/ihn« zurückzugreifen; ich gehe davon aus, dass Sie mir zur Verbesserung des Leseflusses diese Freiheit zugestehen.

Zuletzt – und dieser Punkt ist mir der allerwichtigste – möchte ich betonen, dass die »Persönlichkeit« in »Borderline-Persönlichkeit« und »Borderline-Persönlichkeitsstörung« für eine tatsächliche, fühlende Person steht. Und in diesem Geiste großen Respekts vor Ihnen und dem Menschen, den Sie lieben, offeriere ich Ihnen dieses Werk.

TEIL 1 HILFEN FÜR DEN UMGANG MIT BORDERLINE

1. Die Borderline-Persönlichkeit: Ein kurzer Abriss

Die Borderline-Persönlichkeitsstörung ist eine Erkrankung, die nicht nur für diejenigen quälend sein kann, bei denen sie diagnostiziert wurde, sondern auch für Menschen, die mit ihnen zu tun haben. Wer dieses Buch liest, dem dürfte diese Diagnose bereits etwas sagen. Sie haben etwas über Borderline gelesen. Ihnen ist die Borderline-Persönlichkeitsstörung schon im Fernsehen und in Büchern, in Filmen und in der Musik begegnet, und in der Regel war das Bild, das von ihr gezeichnet wurde, negativ. Außerdem liegt Ihnen jemand besonders am Herzen, auf den die Diagnosekriterien zutreffen. Doch »Borderline-Persönlichkeitsstörung« ist mehr als eine bestimmte Schublade. Diese Diagnose beschreibt individuelle Menschen, die innerlich vielleicht ein enormer Schmerz zerreißt. Und dieser Schmerz kann derart stark ausstrahlen, dass er auch Personen in ihrem unmittelbaren Umfeld durch Mark und Bein geht. Es geht um Menschen wie Jamie.

Jamies Leben war eine aus vielen kleinen Einzelteilen zusammengesetzte Collage. Tagsüber war sie die fürsorgliche, zugewandte Krankenschwester. Nach Feierabend überkam sie das Gefühl, eigentlich gar keine Freunde zu haben, und sie verachtete sich selbst. Sie konnte zwar vortäuschen, zufrieden zu sein, überwiegend jedoch verspürte sie Traurigkeit. Mit ihrem Zorn stieß sie Menschen von sich weg, dabei verlangte es sie doch so sehr nach Schutz, und sie fühlte sich mutterseelenallein. Sie sehnte sich danach, dass andere die Leere in ihr, die Lücken füllen und die rauen Kanten glätten würden. Wo es ihr an Selbstwertgefühl mangelte, sollten sie Selbstsicherheit ausstrahlen. Wo sie emotional in Aufruhr war, sollten sie die Ruhe selbst sein. Wo sie ihre eigenen Empfindungen nicht begriff, würden sie sie verstehen. Doch Jamie hatte das Gefühl, dass keiner der Menschen um sie herum diese Bedürfnisse erfüllen konnte.

Dieses Buch will Ihnen helfen, die Borderline-Persönlichkeitsstörung besser zu verstehen. Es soll Sie mit Kommunikationstechniken bekannt machen, die dazu beitragen, eine solide Beziehung zu Betroffenen zu unterhalten. In einer gesunden Beziehung können Sie lernen, jemanden mit dieser Störung zu lieben und an seiner Seite zu bleiben, ohne sich selbst dabei zu verlieren.

Dieses Kapitel beschreibt, was die Symptome der Borderline-Persönlichkeitsstörung ausmacht und zeigt auf, wie diese sich bei Menschen in Ihrem unmittelbaren Umfeld äußern können. Sie werden gewisse allgemeine Merkmale wiedererkennen, an denen sich die Borderline-Persönlichkeitsstörung zeigt. Verhaltensweisen, die Sie vielleicht frustrieren, irritieren, ärgern oder wütend machen. Die verschiedenen Erscheinungsbilder der Borderline-Persönlichkeitsstörung zu erkennen, ist ein erster Schritt in die Richtung, den Weg für konstruktive Arten des Umgangs zu bereiten.

Die Borderline-Persönlichkeitsstörung in der öffentlichen Wahrnehmung

Unser heutiges Verständnis der Borderline-Persönlichkeitsstörung ist das Produkt einer langjährigen Entwicklung. Wie wir sie definieren und behandeln sowie erkennen können, wie Betroffene die mit ihr verbundenen Herausforderungen überleben, hat sich sehr verändert. Vor einigen Jahrhunderten beschrieben Ärzte Menschen, die extreme Gefühlsschwankungen aufwiesen: sie zeigten eine abgöttische Liebe für die gleichen Menschen, die sie im nächsten Moment in Grund und Boden verdammten, beschimpften und schmähten; sie waren impulsiv und selbstzerstörerisch. Einige dachten, sie seien von Dämonen besessen und hier sei religiöser Exorzismus gefragt, nicht eine medizinische Behandlung. Im 20. Jahrhundert sprach man von dem »verhassten Patienten«, der den Ärzten alles abverlangte, an dem jede Fürsorge jedoch wirkungslos abperlte.

Vor etwa 80 Jahren kam für Patienten dieser Art erstmals der Begriff »Borderliner« auf. Er stand für ein Funktionsniveau, das an der Grenzlinie (*Borderline*) zwischen den damals vorherrschenden Vorstellungen *Psychose* (vollständiger Bruch mit der Realität) und *Neurose* (Symptome in Richtung Ängste und situative Depression) angesiedelt war. Spätere Einschätzungen ordneten die Diagnose eher dem Gebiet der Schizophrenie zu. Heute gehen wir davon aus, dass die Borderline-Persönlichkeitsstörung ein Persönlichkeitsstil mit bestimmten klar umrissenen Symptomen ist, der eindeutig von anderen Diagnosen abgrenzbar ist.

Viele Jahre lang hielt man Patienten dieser Art für nicht behandelbar und erlebte sie als Zumutung. Die Fachwelt hatte den Eindruck, dass die Betroffenen auf keinen Therapieplan ansprachen und dass sich ihr Zustand ohnehin nie besserte. Neuere Untersuchungen jedoch bestätigen eine weitaus günstigere Prognose. Die *McLean Study of Adult Development* sowie die *Collaborative Longitudinal Personality Disorders Study* (beide an der Universität Harvard im Auftrag des National Institute of Mental Health durchgeführt) verfolgten den Werdegang von Borderline-Patienten seit dem Jahr 2000. Den hieraus resultierenden Berichten zufolge ging es den meisten Patienten im Laufe der Zeit besser, einigen sogar ohne offizielle Behandlung. Es wurden mehrere Therapiemodelle eigens für die Behandlung der Borderline-Persönlichkeitsstörung entwickelt. So wenden die Dialektisch-behaviorale Therapie, die Mentalisierungsbasierte Psychotherapie, die Übertragungsfokussierte Psychotherapie und andere Ansätze Behandlungskonzepte an, die auf die einzelnen Borderline-Symptome ausgerichtet sind.

Definition der Borderline-Persönlichkeitsstörung

Das *Diagnostic and Statistical Manual of Mental Disorders,* der diagnostische und statistische Leitfaden zu psychischen Störungen, also das Klassifikationssystem der American Psychiatric Association, fünfte Auflage (kurz: DSM-5) von 2013, enthält die aktuell gültige, universell anerkannte Definition der Borderline-Persönlichkeitsstörung. Diese Definition hat sich gegenüber jener in der dritten Auflage des DSM von 1980 nur unwesentlich geändert und stützt sich auf anschaulich beschriebene Symptome. Diese *kategorische* Einteilung führt neun definierende Kriterien auf, von denen fünf oder mehr dokumentierbar sein müssen, um die Diagnose »Borderline-Persönlichkeitsstörung« zu begründen:

1. Verzweifeltes Bemühen, tatsächliches oder vermutetes Verlassenwerden zu vermeiden.
2. Ein Muster instabiler, aber intensiver zwischenmenschlicher Beziehungen, das durch einen Wechsel zwischen den Extremen der Idealisierung und Entwertung gekennzeichnet ist.
3. Identitätsstörung: ausgeprägte und andauernde Instabilität des Selbstbildes oder der Selbstwahrnehmung.
4. Impulsivität: in mindestens zwei potenziell selbstschädigenden Bereichen, zum Beispiel Geldausgeben, Sexualität, Substanzmissbrauch, rücksichtsloser Fahrstil, Essanfälle.

5. Wiederholte suizidale Handlungen, Selbstmordandeutungen oder -drohungen oder Selbstverletzungsverhalten.
6. Affektive Instabilität in Reaktion auf Alltagsereignisse, beispielsweise hochgradige episodische Dysphorie, Reizbarkeit oder Angst, wobei diese Verstimmungen gewöhnlich einige Stunden und nur selten mehr als einige Tage andauern.
7. Chronische Gefühle der Leere.
8. Unangemessene, heftige Wut oder Schwierigkeiten, die Wut zu kontrollieren, etwa häufige Wutausbrüche, andauernde Wut, wiederholte körperliche Auseinandersetzungen.
9. Vorübergehende, durch Belastungen ausgelöste paranoide Vorstellungen oder schwere dissoziative Symptome.

(Ein Alternativmodell zu dieser Definition wurde in den Anhang der DSM-5 aufgenommen. Dieser Denkansatz befürwortet ein *dimensionales* Modell der Borderline-Persönlichkeitsstörung, bei dem Verhaltensweisen nach ihrem Schweregrad eingestuft werden – es wird gewissermaßen gemessen, wie ausgeprägt die vorliegende Borderline-Störung ist und, gestützt darauf, beurteilt, in welchem Umfang die Symptome eine funktionelle Beeinträchtigung mit sich bringen. Beide Modelle betonen die primären Mechanismen, die für die Störung prägend sind: Stimmungsschwankungen und emotionale Instabilität; Impulsivität und Neigung zu riskantem, unbeherrschtem Verhalten; Instabilität von Beziehungen; unberechenbare Wutausbrüche und Verwirrung auf der Ebene der Identität.)

Spaltung

Charakteristisch für die Borderline-Persönlichkeitsstörung sind eine Reihe von Abwehrmechanismen oder grundlegenden emotionalen Reaktionen. Der vorrangige, die Borderline-Dynamik auslösende Abwehrmechanismus ist *Spaltung*: die Notwendigkeit, einander widersprechende Wahrnehmungen fein säuberlich voneinander zu trennen. Er beruht auf der Unfähigkeit, im Hinblick auf einen Menschen oder eine Situation gleichzeitig positive wie auch negative Erfahrungen gelten lassen zu können. Auf diese Weise umgeht die Borderline-Persönlichkeit die Widersprüche und Mehrdeutigkeiten, die uns im Leben begegnen. Für den Partner oder die Partnerin eines Menschen mit Borderline-Persönlichkeitsstörung kann gerade diese Spaltung das Merkmal des Krankheitsbildes sein, das sie vor die größten Herausforderungen stellt.

Die Spaltung erlaubt Borderlinern nicht, an einem geliebten Menschen einen Fehler zu sehen und an einem Gegenspieler auch nur ein gutes Haar zu lassen. Dieses Schwarzweißdenken führt zu einer Idealisierung oder einer plumpen Abwertung von Menschen und Standpunkten. Es ist, als sähen Borderline-Betroffene zwei separate Menschen: den »Guten« und den »Schlechten«. Als »Guter« werden Sie vergöttert. Alle negativen Merkmale Ihrerseits werden entweder ignoriert oder auf andere beziehungsweise auf das Bild von Ihnen als dem (abgrundtief) »Schlechten« projiziert. Umgekehrt gibt es am »Schlechten« nichts, was versöhnlich stimmt, und dieser kann hemmungslos gehasst werden. Diese einseitigen Wahrnehmungen sind unberechenbar und können sich dramatisch ändern. Andere primitive Mechanismen entwickeln sich, die in abergläubische Vorstellungen, Zwänge, Phobien und andere Formen von magischem Denken münden können. Wie wir in späteren Kapiteln noch sehen werden, hat das Phänomen der Spaltung Auswirkungen auf viele Kennzeichen der Borderline-Persönlichkeitsstörung.

Leidenschaften und gefährliche Liebschaften von Borderlinern

Die Symptomkonstellation, die wir mit dem Etikett »Borderline-Persönlichkeitsstörung« versehen, hat weitreichende Auswirkungen auf die Betroffenen selbst, und auch für Sie als Gegenüber kann sie verstörend und verwirrend sein. Borderliner haben quasi ein ganzes Synonymwörterbuch an Reaktionen parat. Passt die eine Haltung oder Verhaltensweise nicht zur Situation, wird sie durch eine neue ersetzt. Ein Mensch mit Borderline-Persönlichkeitsstörung mag sich danach sehnen, umsorgt zu werden, beginnt aber zu toben und zu rebellieren, wenn er sich in seiner Abhängigkeit wie in einem Gefängnis vorkommt. Er traut sich selbst einfache Entscheidungen nicht zu. Vielleicht fügt er sich deshalb nahtlos in irgendeine politische Gruppierung ein; ist er jedoch allein, versteht er womöglich selbst nicht, was er eigentlich *wirklich* glaubt. Er fühlt sich eventuell nicht in der Lage, ein selbstverletzendes Verhalten zu zügeln, und stellt dann verblüfft fest, welche innere Ruhe und Schmerzfreiheit er erlebt, wenn das Blut aus einer selbst zugefügten Wunde hervorquillt. Die extremen Emotionen sprudeln nur so aus ihm heraus. Er fühlt alles wie einen Stich in eine Leidenschaft, einen Dolchstoß in eine Empfindung, ein Zermalmen eines Gefühls, und schon bluten die heikelsten Empfindungen ungebremst heraus, als hätte man es mit einem emotionalen Bluter zu tun.

Borderline-typische Symptome wie ein negatives Selbstbild, ein wackeliges Identitätsgefühl, emotionale Instabilität und Impulsivität machen die Betroffenen anfällig dafür, sich an Menschen mit genau entgegengesetzten Merkmalen zu binden. Eine Ausstrahlung von Selbstvertrauen und Macht kann für die Borderline-Persönlichkeit, die sich danach sehnt, von einem mächtigen Partner umsorgt zu werden, der sie – so ihre Hoffnung – beschützt und ihr den Weg zu einem besseren Leben weist, sehr anziehend sein. Aus diesem Grund finden sich unter den – zwangsweise enttäuschend ausfallenden – Liebeserfahrungen von Borderlinern gegebenenfalls auch Beziehungen zu Individuen mit einer narzisstischen Persönlichkeitsstörung, deren zur Schau gestelltes Selbstvertrauen lediglich eine Maske ist, hinter der eine tiefer liegende Unsicherheit versteckt wird. Der Narzisst strahlt unerschütterliches Selbstvertrauen und nicht hinterfragtes Anspruchsdenken aus. In seinem übersteigerten Selbstdarstellungsdrang ist er von einem Verlangen nach der perfekten Partnerin oder dem perfekten Partner getrieben. Dabei fehlt es ihm allerdings an Einfühlungsvermögen und der Fähigkeit, die Gefühle anderer wirklich zu verstehen. So ist die Beziehung von Borderlinern mit Narzissten unweigerlich zum Scheitern verurteilt. Ein Gegenüber wie Sie jedoch, ausgestattet mit einer gesunden Portion Selbstvertrauen, das die Fähigkeit entwickelt, empathisch zu kommunizieren, kann bewirken, dass die Beziehung funktioniert.

Wie Borderline sich auf andere auswirkt

Für Angehörige von Menschen mit Borderline-Persönlichkeitsstörung kann das Borderline-typische Verhalten verwirrend sein. Die Betroffenen haben ein enormes Verlangen nach Beziehungen, und gleichzeitig fordern sie Menschen, mit denen sie in einer Beziehung stehen, ständig heraus und stellen die Beziehung in Frage. Beim kleinsten Anlass kann unvermittelt ihr Zorn ausbrechen, und sie blockieren jede Bemühung um Nähe. Die Angst von Borderlinern vor dem Verlassen-Werden liegt ständig im Clinch mit ihrer Angst, vom Gegenüber mit Haut und Haar verschlungen zu werden, und mit dem Misstrauen, das enger Kontakt in ihnen auslöst. Gefühle der Leere verhindern eine wirkliche Nähe. Und das dringende Bedürfnis der Borderline-Persönlichkeit danach, dass ein anderer diese Leere ausfüllt, kann alles andere auffressen.

Zeigt sich an Ihnen der geringste Makel, mutieren Sie in den Augen der Borderline-Persönlichkeit unvermittelt zum verachteten Bösewicht. Es gibt keine Grauzone, keine Kompromisse – alles ist entweder perfekt oder komplett hoffnungslos. Argumentieren fruchtet nicht und führt lediglich dazu, dass Sie für ein Gegenüber, das Sie gar nicht versteht, gebetsmühlenartig immer wieder die gleichen logischen Argumente bemühen. Das kann Ihnen das Gefühl vermitteln, in einen tiefen Abgrund hineinzurufen, aus dem ein kreisendes, dumpfes Echo zurückkommt oder auch nur ein ganz flüchtiges oder gar keines. Sie fühlen sich manipuliert und beginnen vielleicht sogar, an Ihrer eigenen Wahrnehmung zu zweifeln.

Vieles von dem, was die Borderline-Persönlichkeitsstörung als Syndrom kennzeichnet, sind schmerzhafte, in erster Linie *verinnerlichte* Erfahrungen. Es mag sein, dass die Betroffenen Verlassenheitsängste, Unsicherheit im Hinblick auf Beziehungen, Gefühle der Leere und ein verwaschenes Identitätsgefühl vor anderen verstecken. Borderliner können ab und zu flüchtig ein beängstigendes Gefühl der Unwirklichkeit oder einen ebenso beängstigenden Anfall von Paranoia erleben und haben vielleicht Angst davor, sich von all dem etwas anmerken zu lassen. Auch kann es sein, dass sie die eigenen Stimmungsschwankungen, das Schwarzweißdenken in ihren Reaktionen und ihre Empfindlichkeit für alles, was nach Ablehnung oder Zurückweisung riecht, vor anderen verbergen. Ihr eigener Partner oder ihre Partnerin jedoch erlebt eher die offen ausgedrückten, *nach außen getragenen* Verhaltensweisen. Hierzu gehören Wutreaktionen, argwöhnisches Misstrauen, impulsive und leichtsinnige selbstschädigende Verhaltensweisen und suizidale Gesten. Die folgenden Kapitel beschreiben, wie Sie auf die periodisch auftretenden Herausforderungen reagieren können, vor die der entsprechend belastete Mensch, den Sie lieben, Sie stellt. Machen Sie sich aber klar, dass Ihre Beziehung das alles dank UP (*Verständnis und Beharrlichkeit*) längerfristig überstehen und durchaus gedeihen kann.

Ansprechen der Diagnose

In der heutigen Zeit, in der man häufiger von Borderline hört, klammern sich viele Menschen an diese Diagnose oder streiten sich darüber, ob die Störung tatsächlich vorliegt. Einige, denen dieses Etikett aufgeklebt wurde, berufen sich auch darauf, um ihr eigenes Verhalten zu erklären: »Das ist eben meine Borderline-Störung«; »Meine Borderline-Persönlichkeit hat mich dazu gebracht.« Andere erkennen die Diagnose nicht an, die ihnen von professioneller Seite oder auch von Nichtfachleuten zugeschrieben wurde, und ich höre immer wieder die abschätzig geäußerte Klage: »Meine Ex war Borderlinerin.«

Einige Paare verstricken sich in Diskussionen über dieses Thema. Dabei ist es aber wichtig, sich klarzumachen, dass psychiatrische Diagnosen – wie viele sonstige medizinische Diagnosen auch – sich einzig und allein an den ganz offensichtlichen Symptomen festmachen. Möglichkeiten, diese Störungen auf der mikroskopischen Ebene zu verstehen und differenzierter zu betrachten, stehen uns noch nicht zur Verfügung. Daher lässt sich der heutige Stand psychiatrischer Diagnosen sozusagen mit dem Stand der meisten medizinischen Diagnosen im letzten Jahrhundert vergleichen. In früherer Zeit konnte ein Arzt eine Lungenentzündung anhand bestimmter Anzeichen wie Fieber, rasselnder Atmung und Husten diagnostizieren, doch er konnte nicht unterscheiden, ob diese Symptome durch Bakterien, Viren, Pilze oder eine Krebserkrankung ausgelöst wurden. Obwohl das Verständnis genetischer, biologischer und physiologischer Voraussetzungen psychopathologischer Erscheinungen gegenwärtig rasant zunimmt, stützen sich psychiatrische Diagnosen noch immer primär auf beobachtbare beziehungsweise berichtete Symptome.

Mit dem Menschen, der Ihnen am Herzen liegt, Streitgespräche darüber zu führen, wer von Ihnen Borderliner ist, ist ein nutzloses Unterfangen. Wichtiger als ein Konsens über eine bestimmte medizinische Diagnose ist es, sich darüber einig zu werden, welche Situationen für die Beziehung schädlich sind, und sich zu entschließen, bestimmte störende oder problematische Verhaltensweisen anzugehen. Die Beziehung zu Ihrem Angehörigen zu verbessern ist viel wichtiger, als ihm das Etikett einer bestimmten Diagnose anheften zu können.

Die Borderline-Persönlichkeitsstörung und andere Diagnosen

In der Regel tritt die Borderline-Persönlichkeitsstörung *im Verbund* mit weiteren Störungen auf. Sie kann mit anderen Erkrankungen einhergehen, am häufigsten mit Depressionen und Ängsten. Eventuell werden begleitend Phobien, Zwangsstörungen und eine soziale Angststörung diagnostiziert. Impulsivität und massive Frustration können Hinweise auf ein gleichzeitig vorliegendes Aufmerksamkeitsdefizitsyndrom sein.

Es kann vorkommen, dass die Borderline-Persönlichkeitsstörung nicht erkannt oder mit einer anderen Diagnose *verwechselt* wurde. Ein anfänglicher Hilferuf, bei dem dann von einer nach erlebter Enttäuschung empfundenen Trauer über eine fehlgeschlagene Beziehung die Rede ist, kann auf eine falsche Fährte leiten. Das kann dazu führen, dass andere die Borderline-Diagnose übersehen und sich stattdessen nur auf depressive Symptome oder Substanzmissbrauch konzentrieren. Schilderungen heftiger Stimmungsschwankungen können fälschlicherweise eine bipolare Störung nahelegen, die statistisch gesehen weniger häufig vorkommt als die Borderline-Persönlichkeitsstörung. (Die Stimmungsschwankungen in Verbindung mit der Borderline-Persönlichkeitsstörung sind tendenziell dramatischer und treten oft als Reaktion auf situative Auslöser auf. Außerdem dauern die Gefühlsschwankungen bei Borderline in der Regel nur Stunden, statt tage- oder wochenlang wie bei der bipolaren Störung.) Manipulative Züge und überschäumender Zorn können auf eine antisoziale und narzisstische Persönlichkeitsstörung hinweisen, während vorübergehende wahnhafte Anwandlungen eine Schizophrenie nahezulegen scheinen.

Die Borderline-Persönlichkeitsstörung kann andere Symptome *tarnen* und überdecken. Extreme Schwankungen im Verhalten können einen zugrundeliegenden Substanzmissbrauch oder eine Essstörung maskieren, die möglicherweise nicht erkannt wurden. Andere Suchterkrankungen wie etwa Glücksspielsucht oder zwanghafter Pornokonsum können durch die Flut an Borderline-Symptomen verwässert werden.

Es kann gut sein, dass Sie in Verbindung mit der Diagnose »Borderline-Persönlichkeitsstörung« flüchtig immer wieder noch weitere schwerwiegende Symptome beobachten. Sie und die betroffene Person sollten die Existenz dieser Probleme anerkennen. Wichtig ist, sich Hilfe zu suchen. Und vor allem ist es wichtig, dass die Borderline-Persönlichkeit ihre Schwierigkeiten offen darlegt, wenn sie klinische Hilfe in Anspruch nimmt. Das Einverständnis Ihres Gegenübers vorausgesetzt, können Sie ihn oder sie gelegentlich bei Arztbesuchen oder Therapieterminen begleiten.

Ursprünge der Borderline-Persönlichkeitsstörung

Die Debatte darüber, inwieweit die Borderline-Persönlichkeitsstörung angeboren oder erworben ist, wird mittlerweile differenzierter betrachtet, da die Fachwelt sich einig ist, dass beides eine Rolle spielt. In den DSM-5-Kriterien wird festgehalten, dass die Borderline-Persönlichkeitsstörung in bestimmten Familien gehäuft auftritt. Eine entsprechende genetische Veranlagung bedeutet jedoch nicht unbedingt, dass sich die Störung auch bei anderen Familienmitgliedern entwickeln muss. Die Erkrankung geht oft (wenngleich nicht immer) mit durch körperlichen, emotionalen und/oder sexuellen Missbrauch ausgelösten Entwicklungstraumata einher. In vielen derzeit laufenden Untersuchungen zur Borderline-Persönlichkeitsstörung geht es um die Wechselwirkung zwischen der Umwelt, biologischen und genetischen Faktoren.

Befassen wir uns deshalb nun etwas näher mit Jamie, die wir weiter oben kennengelernt haben, um uns anzusehen, wie diese Wechselwirkungen in ihrem Leben zutage treten:

Die 29-jährige Jamie war Krankenpflegerin und arbeitete auf der psychiatrischen Station einer Klinik. In den Augen der Patienten war sie verständnisvoll und einfühlsam. Das Personal erlebte sie als sicheren Anker und zugewandt, mitunter sogar etwas zu sehr – ihre Umarmungen schienen zu innig und zu ausgedehnt. Ihre Gesten der Zuneigung anderen gegenüber waren der Ersatz für die ihr fehlende Fähigkeit, sich selbst zu beruhigen. Und in ihrem *Mitgefühl* spiegelte sich eine Überidentifikation mit dem Schmerz des Gegenübers.

Als Heranwachsende und auch danach zog Jamie die Gesellschaft von Männern vor. Sie bevorzugte Sport und »ernste« Gespräche nach »Männerart«. Mädchen, so ihre Einstellung, tratschten nur, versuchten, sich gegenseitig auszustechen und waren kurzum: uninteressant. Bindungen, die sie einging, hielten nie lange, aber sie musste immer einen Freund haben. Wenn eine Beziehung ihr kurz davor schien, in die Brüche zu gehen, begann sie, schon Ausschau nach der nächsten zu halten – notfalls auch mit einem Ex-Partner.

Einige ihrer Freunde neigten zu Wutausbrüchen und traten sehr fordernd auf. Jamie war klar, dass diese Kontakte irgendwann ohnehin enden würden, und sie konnte das gelassen abwarten. Einige Männer waren aber fürsorglich und verständnisvoll und versuchten nach Kräften, sie glücklich zu machen. Diese Beziehungen machten Jamie Angst. Intuitiv wusste sie, dass sie diese Partner irgendwann in die Flucht schlagen würde, und daher wartete sie immer schon angstvoll darauf, dass es wieder einmal so weit sein würde. Sobald die Männer eine ihrer Forderungen erfüllt hatten, baute sie die nächste Hürde auf. Sie hatte das dringende Bedürfnis, sich diese Männer vom Leib zu halten, da die Erwartung, dass es ohnehin bald wieder knallen würde, zu viel für sie war. Ihr Gefühl sagte ihr: »Mach schnell und bring es besser gleich hinter dich.«

Eine Zeit lang gab sie sich mit Rod ab, einem Handwerker aus der Nachbarschaft. Rod trank viel, war unzuverlässig und häufig untreu. Ab und zu Sex mit ihm zu haben, war für Jamie akzeptabel, wenn auch nichts Besonderes, und Rod verlangte wenig von ihr.

Bei einer Weihnachtsfeier im Krankenhaus fühlte sich Jamie geschmeichelt, als Jack, ein Mitglied der Klinikleitung, sie umwarb. Jack umgarnte sie mit seinem Charme und flirtete mit ihr, und dabei klagte er die ganze Zeit über den Horror, den er gerade im Zuge seiner zweiten Scheidung durchmache. Sie begannen, miteinander auszugehen. Jack nahm Jamie mit in teure Restaurants, zu Konzerten und Sportveranstaltungen. Jamie sah in Jack den starken Mann, der für sie sorgen konnte. Jack sah Jamie als attraktives Anhängsel, das zu ihm aufblickte und dem er als Mann von Welt unter die Arme greifen würde. Ein Narzisst und eine Borderlinerin – die Zutaten für einen »perfekten Sturm«.

Nicht lange, und Jamie empfand Jacks Vorschläge als Forderungen, und seine Vorgaben bekamen etwas Gängelndes. Aus Jacks Warte wandelte sich Jamies anfängliche Ehrerbietung und Gefügigkeit in bockige Rebellion und plötzliche Tobsuchtsanfälle.

Jemand, der dauerhaft an Jamies Seite bleiben würde, wäre jemand, der ihre inneren Kämpfe verstehen sowie trotz der von ihr aufgebauten Hindernisse durchhalten und eine liebevolle, eindeutige Kommunikation aufrechterhalten würde.

Sie kennen einen Menschen wie Jamie. Sie ist vielleicht Ihre Frau, Ihre Partnerin, Ihre Tochter, Ihre Mutter, eine gute Freundin. Man tausche ein paar geschlechtliche Attribute aus, und dieser Mensch könnte ebenso gut Ihr Partner, Ihr Sohn, Ihr Vater sein.

In Jamies Lebensweg spiegelt sich vieles, was für den Kontakt mit Borderlinern im unmittelbaren eigenen Umfeld kennzeichnend ist und besondere Herausforderungen mit sich bringt. Sie erkennen an ihr vielleicht die Verhaltensweisen wieder, die man bei Borderline-Persönlichkeiten oft antrifft. Diese Person, die Ihnen am Herzen liegt, lässt in ihren Reaktionen Ihnen und anderen gegenüber mitunter verblüffende plötzliche Kehrtwenden erkennen.

Sie stößt Sie zwar von sich weg, aber sie will dennoch, dass Sie bleiben. Und wenn Sie bleiben, kann es geboten sein, das eine oder andere Detail Ihrer Umgangsweise miteinander zu ändern. Wenn es Ihnen gelingt, sich durch all die Stürme hindurch lange genug zu halten, wird sie für Sie auch weiterhin die Person bleiben, die Sie in Ihrem Leben um sich haben möchten. Wenn Sie die Beziehung jedoch aufrechterhalten, gibt es einiges, was Sie über die Borderline-Persönlichkeit wissen sollten – um ihretwillen und um Ihrer selbst willen.

Einige Fakten zur Borderline-Persönlichkeitsstörung

Es spricht wahrhaft für Ihr entschlossenes und liebevolles Ja zu Ihrem Gegenüber, wenn Sie an Ihrer Liebe zu jemandem mit Borderline-Persönlichkeitsstörung festhalten. Diese Entscheidung könnte Sie so manches Mal an Ihre Grenzen bringen. Doch jetzt sind Sie in dieser Situation und lesen gerade ein Buch, von dem Sie sich erhoffen, dass es Ihnen helfen wird, besser mit dieser Beziehung zurechtzukommen. Die Liebe und Unterstützungsbereitschaft, mit der Sie sich auf den Versuch einlassen, Ihre Kommunikationsfähigkeiten diesem besonderen Menschenwesen gegenüber zu verbessern, sind bewundernswert. Hoffentlich werden Sie in Ihrem Engagement durch die in diesem Buch beschriebenen Fertigkeiten noch weiter bestärkt.

Wenn Sie die Beziehung fortsetzen, werden die folgenden Fakten rund um die Borderline-Persönlichkeitsstörung Ihnen helfen, die Hindernisse gegen den Lohn abzuwägen, der Ihnen winkt, wenn Sie das Band der Liebe zwischen sich bewahren:

- Borderliner können zwar verwirrend sein, Chaos stiften und einen an den Rand des Wahnsinns treiben, viele von ihnen sind aber kreativ, intelligent, sensibel und erfolgreich.
- Obwohl einige Symptome immer wieder einmal auftreten können, verbessert sich der Zustand der meisten Borderliner durch eine entsprechende Behandlung. Dies geht sogar so weit, dass in der Zusammenfassung der DSM-5-Kriterien zu dieser Erkrankung darauf

hingewiesen wird, dass die meisten irgendwann solche Fortschritte machen, dass ihr Funktionsniveau keine formale Diagnose einer Borderline-Persönlichkeitsstörung mehr erlaubt.

- Viele Borderline-Betroffene weigern sich, Hilfe zu suchen, oder brechen ihre Therapie vorzeitig ab. Die im DSM-5-Katalog angegebenen Langzeituntersuchungen (und viele weitere Ergebnisstudien) zeigen jedoch, dass es auch unter ihnen viele Menschen gibt, denen es irgendwann besser geht. Es dauert vielleicht nur länger. Vor allem heftige Stimmungsschwankungen, suizidale Gesten, Wutepisoden und extreme Impulsivität legen sich meist im Laufe der Zeit.
- Durch entsprechende Schutzmaßnahmen für den Erhalt Ihrer eigenen Gesundheit zu sorgen, ist für alle Beteiligten das Beste.

Zu lernen, mit einem Borderliner zusammen zu sein, kann eine Herausforderung sein, die einen Menschen ziemlich in Beschlag nimmt. Die folgenden Kapitel sind dem Versuch gewidmet, Ihnen hierbei zur Seite zu stehen. Das Buch vermittelt wirksame Kommunikationstechniken, die Ihnen helfen, weiter mit dem geliebten Menschen zusammenzubleiben. In den beiden nächsten Kapiteln wird es um Techniken gehen, die dabei helfen, mit bestimmten Aspekten der Borderline-Persönlichkeitsstörung konstruktiver umzugehen.

2. Die SET-UP-Kommunikationstechnik

Das Zusammenleben mit Menschen, die eine Borderline-Persönlichkeitsstörung aufweisen, gestaltet sich aus vielerlei Gründen turbulent. Die Betroffenen, die sich ja allein, unruhig, unverstanden, hilflos und ohne jede Kontrolle fühlen, können unberechenbare Wut, selbstzerstörerische Neigungen, Impulsivität und einander heftig widersprechende Stimmungen aufweisen. Mit den Ecken und Kanten von Borderlinern Bekanntschaft zu machen, kann daran erinnern, über die Ränder eines Wellpappe-Kartons zu streichen. Etwas zu fest gegen den Grat gedrückt, und die Wellen werden zur scharf gezackten Klinge, an denen man sich blutige Finger holt. Die Welt in Schwarzweiß zu sehen, ein Klima vor Augen zu haben, das im ewigen Auf und Ab von »alles ganz toll« zu »alles ganz schrecklich« und zurück wechselt – und diese schwankenden Urteile erstrecken sich auch auf die Einschätzung anderer Menschen –, all das macht persönliche Kontakte kompliziert. Unter seinen Lieben jemanden mit Borderline-Persönlichkeitsstörung zu haben, kann Schwerstarbeit bedeuten! Sie werden vielleicht ständig auf die Probe gestellt, ständig steht die Frage im Raum, wie ernst es Ihnen ist. Zu lernen, was Sie sagen können und was besser nicht, ist auch nicht ohne. Oft stellt nichts, was Sie sagen, Ihr Gegenüber zufrieden. Selbst bestens ausgebildete Fachleute können bestätigen, dass der Umgang mit der Borderline-Persönlichkeitsstörung frustrierend und herausfordernd sein kann.

Im folgenden Kapitel wird die Kommunikationstechnik SET-UP vorgestellt. Diesen Ansatz habe ich als praktischen Leitfaden konzipiert, der Möglichkeiten des Umgangs mit Borderlinern darlegen soll. SET-UP beschreibt, wie Sie Konflikte vorhersehen und im gegebenen Moment auf sie reagieren können. Darüber hinaus wird auf Borderline-Reaktionen eingegangen, die Ihnen anzeigen, welche Aspekte Sie während der Interaktion betonen sollten.

Was ist SET-UP?

SET-UP wurde Anfang der 1980er-Jahre auf der Grundlage eines Programms entwickelt, das ursprünglich für den Umgang mit Borderline-Patienten im Klinikbetrieb gedacht war. Es handelt sich um ein Kommunikationssystem, das zuerst dem Klinikpersonal vermittelt wurde und dann den Angehörigen von Borderline-Patienten. SET-UP wurde zwar spezifisch für den Umgang mit Borderlinern entwickelt, lässt sich aber auch für den Umgang mit anderen Personen nutzen. Es ist ein klar strukturierter Rahmen, der leicht zu merken ist und als Basis der Kommunikation mit Borderline-Betroffenen dient.

SET – ein Akronym für *Support* (*Unterstützung*), *Empathy* (*Mitgefühl*) und *Truth* (*Wahrheit*) – ist ein praktischer Leitfaden für den Umgang mit Borderlinern. UP steht für *Understanding* (*Verständnis*) und *Perseverance* (*Beharrlichkeit*) – die Ziele, die die Borderline-Persönlichkeit und ihr Partner oder ihre Partnerin in der Beziehung zu erreichen suchen. Beim SET-Teil geht es schlichtweg um eine Gesprächstechnik, die bei jeder Interaktion mit der Borderline-Persönlichkeit zum Einsatz kommt. Der UP-Teil ergänzt die bereits angewandte SET-Kommunikation und fokussiert darauf, den geliebten Menschen generell weiter annehmen zu können. Darüber hinaus ist er Ausdruck einer allgemeinen Haltung, die es in der Beziehung zu wahren gilt.

SET zum Ausdruck zu bringen ist keine »Behandlung« im engeren Sinne. Anders als standardmäßige Therapieprogramme, die auf langfristige Verhaltensänderungen abzielen, wurde SET entwickelt, um mit akuten Alltagssituationen umzugehen und eine Eskalation bei potenziellen Konflikten zu vermeiden. Dennoch decken sich die Ziele von SET bei Angehörigen mit denen formeller Programme, wie sie in Fachkreisen angewandt werden:

- Wie die Kognitive Verhaltenstherapie versucht SET, einen Rahmen zu schaffen, der Borderlinern hilft, unproduktive Verhaltensweisen zu erkennen und zu ändern.

- Wie die Dialektische Verhaltenstherapie konzentriert sich SET auf eine Stimmungsaufhellung und die Zügelung zerstörerischer Impulse.
- Wie die Mentalisierungsgestützte Therapie betont SET den Aspekt des *Mitgefühls* und beinhaltet Konfrontation mit Vertrauens- und Beziehungsproblemen.
- Wie die Schematherapie befasst sich SET mit Übersensibilität in Sachen Zurückweisung sowie mit der Sorge, verlassen zu werden.
- Wie die Expositionstherapie bei Vorliegen einer posttraumatischen Belastungsstörung und bei Phobien beinhaltet auch der SET-Ansatz die Konfrontation mit angstbesetzten Situationen.
- Wie diese und andere formale Therapieprogramme regt SET zu einer Kombination von Achtsamkeit/Mentalisierung an und ermutigt dazu, sich schmerzhaften real bestehenden Problematiken zu stellen.

Unterstützung, Mitgefühl, Wahrheit: Die geistige Haltung bei SET

SET ist ein aus drei Teilen bestehendes Dialogsystem (siehe Abb. 2–1). Die Komponente S (*Unterstützung*) ist eine Ich-Aussage, aus der Sorge um und Engagement für das Gegenüber sprechen. Der Aspekt *Unterstützung* unterstreicht Ihre persönliche Besorgnis und Ihren Wunsch, zu helfen. S-Aussagen lauten etwa: »Ich mache mir Gedanken, weil du dich derzeit so (schlecht) fühlst«; »Ich mache mir Sorgen über das, was da derzeit bei dir passiert«; »Ich will versuchen, dir zu helfen.«

Der E-Teil kommuniziert *Mitgefühl* und ist eine »Du«-Botschaft. Er erkennt die Qual und widerstreitenden Gefühle des Gegenübers an. Bei der Mitgefühlsbotschaft sollte das im Mittelpunkt stehen, was die Borderline-Persönlichkeit erlebt, nicht das eigene Erleben. E-Aussagen können sich zum Beispiel wie folgt anhören: »Das muss für dich eine schreckliche Zeit sein«; »Du musst ja wirklich verzweifelt sein,

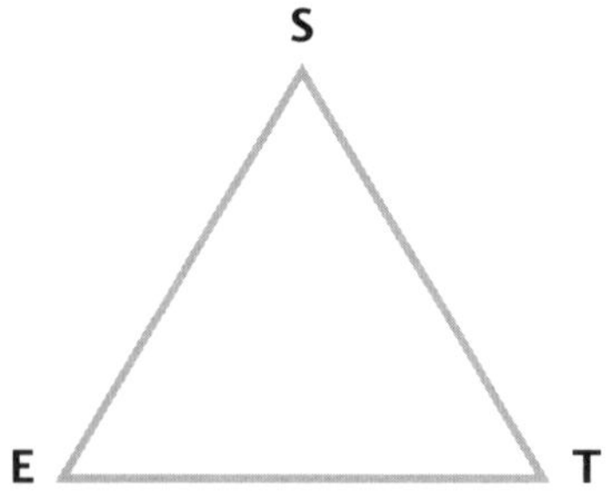

S = *Support (Unterstützung)*: Zusicherung, unterstützen zu wollen
E = *Empathy (Mitgefühl)*
T = *Truth (Wahrheit)*

(Abb. 2–1)

dass du zu diesem Mittel greifst«; »Niemand kann sich vorstellen, wie weh dir das getan haben muss.«

Im Mittelpunkt des T-Teils (*Wahrheit*) steht eine realistische Einschätzung der Situation und die primäre Verantwortung des Borderliners dafür, die Probleme anzugehen. Hierbei wird betont, dass andere zwar ebenfalls ihren Beitrag leisten können, dass der oder die Betroffene sich aber bewusst sein muss, was er oder sie selbst zu den absehbaren Folgen beiträgt. Unterstützungs- und Mitgefühlsaussagen sind subjektiv gelagert. Sie erkennen die Gefühle aller Beteiligten an. Wahrheitsaussagen sprechen die sich praktisch anbietenden Optionen an, mit den aktuell bestehenden Problemen umzugehen. Die *Wahrheit* sollte am besten auf eine akzeptierende, aber neutrale, sachliche Weise ausgedrückt werden: »Was passiert ist, wissen wir ja … Jetzt heißt es mit den Konsequenzen umzugehen … Hier ein paar Wege, wie ich da helfen kann … Also, was wirst du tun?« Mit diesem Aspekt des SET-Dreiecks tun sich Borderline-Persönlichkeiten am schwersten, da er sie mit ihren eigenen Versuchen konfrontiert, sich der Situation zu entziehen, und ihnen eine praktische Lösung des Problems abverlangt. In Verbindung mit dem Wahrheitsaspekt wird die Verantwortung des Borderliners hervorgehoben, ohne dass es zu Schuldzuweisungen kommt oder dazu, sich in Hilflosigkeit zu suhlen.

Die UP-Ergänzung zum SET-Rahmen erinnert Sie und Ihr Gegenüber daran, dass ein gesunder Umgang miteinander innerhalb der Beziehung unablässig *Verständnis und Beharrlichkeit* erfordert. Die Borderline-Pathologie zu verstehen, ist für alle Beteiligten grundlegend wichtig. Doch Verständnis spricht niemanden von der Verantwortung für sein Verhalten frei. Beharrlichkeit bedeutet, nicht aus dem Blick zu verlieren, dass das Ja der Beteiligten zueinander Enttäuschungen und Frustrationen überstehen muss. Der beste Weg, mit schwierigen Interaktionen umzugehen, besteht manchmal einfach im Durchhalten.

Der praktische Einsatz der SET-Technik

Im Idealfall sind bei jeder Interaktion mit Borderline-Betroffenen alle drei Elemente des SET-Dreiecks in relativ gleichen Anteilen vertreten. Nach einem Konflikt, nach einem destruktiven Verhalten oder einer anderen Situation, in der das Gesprächsklima angespannt sein mag, kann SET nützlich sein:

> »Ich mache mir ziemliche Sorgen über das, was passiert ist, und möchte helfen.« (*Unterstützung*)

> »Du musst wirklich außer dir gewesen sein, dass du das gemacht hast.« (*Mitgefühl*)

> »Wir müssen uns überlegen, wie wir jetzt damit umgehen.« (*Wahrheit*)

Wird allerdings eine Seite der Interaktion nicht zum Ausdruck gebracht (oder kommt sie beim Borderline-Gegenüber nicht an), sind die Reaktionen absehbar. Kommt es zu einer defensiven Retourkutsche, sollte Sie das auf den Teil von SET aufmerksam machen, der hier »überhört« wird. Dieser Seite sollte dann besondere Beachtung geschenkt werden, und Sie sollten versuchen, die unvollständig gebliebene Seite der Kommunikation zu verstärken.

Kommt das Element der *Unterstützung* nicht wirklich an, wird der Borderliner Ihnen vorwerfen, er sei Ihnen egal oder Sie wollten nicht helfen (siehe Abb. 2–2). Jede Erwiderung in Richtung von »Ich bin dir egal« zeigt an, dass es angesagt ist, den Punkt *Unterstützung* noch einmal stärker zu betonen. In einem solchen Fall taumeln Sie sonst nur allzu leicht in einen Konflikt hinein:

»Du willst mir doch gar nicht helfen.«

»O doch, will ich.«

»Willst du nicht.«

»Will ich doch.«

Und so weiter und so fort.

Vielleicht merken Sie gar nicht gleich, dass Sie in diesen unproduktiven Schlagabtausch hineingezogen worden sind, und werden erst dann darauf aufmerksam, wenn Sie schon bis zum Hals darin fest-

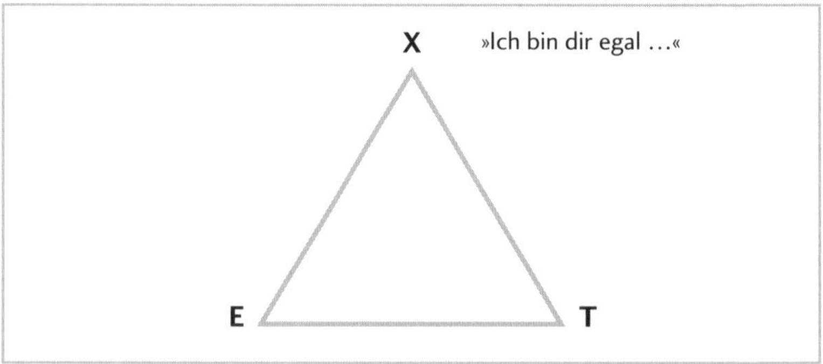

(Abb. 2–2)

stecken. An einem solchen Punkt ist es wichtig, sich über die eigene Frustration klar zu werden und eine andere Richtung einzuschlagen.

Zu erkennen, dass Ihr Borderline-Gegenüber nicht in der Lage ist, *Unterstützung* anzunehmen, ist ein Hinweis darauf, dass Sie Ihre Unterstützungsbereitschaft noch einmal betonen müssen: »Nach allem, was du durchgemacht hast, muss es schwer sein, zu akzeptieren, dass du jemandem wirklich am Herzen liegst. Aber ich will wirklich versuchen, dir zu helfen.«

Wird der *Mitgefühl*-Teil des Dreiecks nicht zum Ausdruck gebracht oder angenommen, dürfte die Borderline-Persönlichkeit ihr Gegenüber aufgebracht beschuldigen, von ihm nicht verstanden zu werden: »Du verstehst einfach nicht, wie ich mich fühle« (siehe Abb. 2–3).

Auch hier gilt es, ein Ping-Pong-Spiel zu vermeiden, indem man immer wieder beteuert, dass der andere einem wirklich am Herzen liegt, oder sich dahingehend manipulieren lässt, ihm Verantwortung abzunehmen.

Hier kann es hilfreich sein, sich bewusst die ganz besonderen Qualen zu vergegenwärtigen, die die Borderline-Persönlichkeit durchmacht: »Es ist kaum auszudenken, wie viel Schmerz du wohl durchmachst«; »Du musst dich ja schrecklich fühlen bei dem Ganzen«; »Du hast bestimmt das Gefühl, dass niemand verstehen kann, wie das ist.«

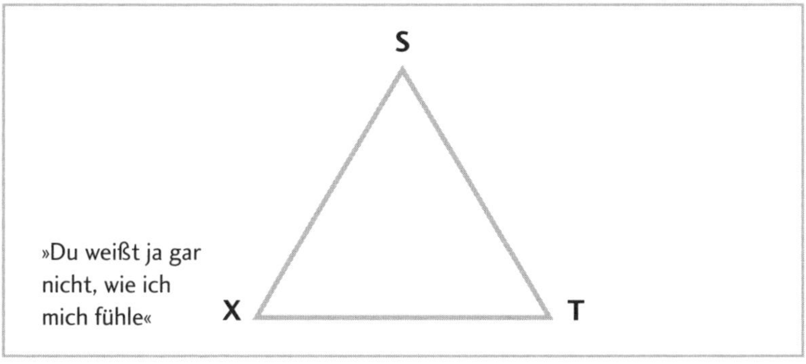

(Abb. 2–3)

Ein komplexeres Dilemma taucht dann auf, wenn der Aspekt der *Wahrheit* nicht klar kommuniziert wird. Es kann gut sein, dass Sie und die Borderline-Persönlichkeit gemeinsame Sache machen, wenn es darum geht, sich der Realität nicht zu stellen. Ein Nichtwahrhaben-Wollen misslicher Situationen in der realen Welt aber bestärkt Borderliner darin, zu leugnen, dass sie eine Mitverantwortung für Stress im Miteinander tragen oder dafür, dass ein Problem überhaupt existiert. Ein die *Wahrheit* meidender Umgang miteinander erlaubt vielleicht vorübergehend, sich vor Konflikten wegzuducken. Die Situation mag sich so auch tatsächlich beruhigen, und der untergründige Borderline-Zorn, der dazu dient, sich zu schützen, wird für eine Zeit lang gedämpft. Doch diese vereinte Realitätsvermeidung kann nicht von Dauer sein.

Sosehr man versucht sein kann, jede Provokation der Borderline-Persönlichkeit zu vermeiden – Sie schüren damit, ohne es zu merken, unrealistische Erwartungen, da Sie sich in das Nichtwahrhaben-Wollen hineinziehen lassen (siehe Abb. 2–4). Irgendwann werden Probleme aus der ganz realen Welt, die nur die betroffene Person selbst angehen kann, den scheinbaren Frieden zerstören. Am Ende wird die Erwartung des Borderliners, dass das Problem sich wie durch Zauberei in Luft auflöst, nicht erfüllt, was bei ihm Enttäuschung und Wut aufflammen lässt. Je länger man um den heißen Brei – die *Wahrheit* – herumschleicht, desto extremer der Flächenbrand, in den das Ganze am Ende münden wird.

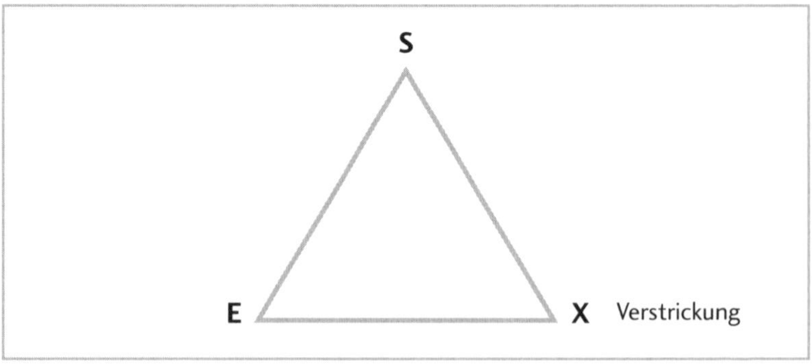

(Abb. 2–4)

Irgendwann kommt der Punkt, wo Sie Ihrem Gegenüber eine Prise Realitätsbezug verabreichen müssen: »Wir müssen uns dieses Problem ansehen und entscheiden, wie wir damit umgehen.«

Was SET nicht ist

Unterstützung bedeutet nicht, sich mit der Borderline-Persönlichkeit zu identifizieren. Eine Aussage wie »Ja, das kenne ich auch« ist kein hilfreicher Ausdruck von *Unterstützung* und wird ohnehin als unmaßgeblich abgetan. »Ich«-Aussagen dagegen bekunden Ihre eigene Besorgnis und Ihre Entschlossenheit, zu helfen.

Mitgefühl ist nicht Mitleid. »Das tut mir ja so leid für dich« hat etwas Herablassendes. Darin kommt nicht zum Ausdruck, dass der Schmerz des Gegenübers gewürdigt wird. Auf die Äußerung »Ich weiß genau, wie du dich fühlst« werden Borderline-Betroffene oft (zu Recht) aufgebracht kontern, dass niemand wirklich fühlt, was sie durchmachen. Eine Mitgefühlsaussage ist eine »Du«-Aussage, mit der das Erleben der Borderline-Persönlichkeit gewürdigt wird, statt das eigene Erleben zu bekunden.

Wahrheit ist nicht gleichzusetzen mit knallharter Konfrontation. *Wahrheit* ohne *Unterstützung* oder *Mitgefühl* ist eine Perversion von liebevoller Strenge. *Wahrheit* bedeutet nicht, die Erfahrung des Borderliners abzutun. Aussagen wie »Du reagierst völlig übertrieben«; »So schlimm war es doch gar nicht«; »So war es aber nicht« und »Das habe ich nie gesagt« sind der Startschuss für Streitereien, die sich nicht beilegen lassen. Außerdem lenken sie davon ab, sich mit den dringend gebotenen Reaktionen auf das resultierende Dilemma der einen oder anderen Art auseinanderzusetzen. *Wahrheit* bedeutet auch nicht, sich auf Vorwürfe oder spekulative Schuldzuweisungen einzuschießen, nach dem Motto: »Alles dein Fehler«; »Da hast du dich ja wieder in was reingeritten«; »Die Suppe hast du dir selbst eingebrockt, jetzt musst du sie auch auslöffeln«; »Das wäre nicht passiert, wenn du einfach ...« Bei

Wahrheitsaussagen sollte der Schwerpunkt auf eine neutrale Problemlösung statt auf abschätzige Vorwürfe (die sowieso nur zu einer noch stärkeren Abwehrhaltung und Vermeidung einer kritischen Selbstreflexion führen) gelegt werden.

Gordon war aufgebracht, als die Bank ihn anrief, um ihn darüber in Kenntnis zu setzen, dass seine 23-jährige Tochter Janet ihr Konto schon wieder um fast 1000 Dollar überzogen hatte. Er war frustriert und wütend, bereitete sich aber sorgsam darauf vor, dieses Dauerthema mit ihr zu besprechen. Zuerst einmal nahm er sich Zeit, sich zu beruhigen. Gordon wusste, sollte er vor Wut explodieren, würde er damit nur noch mehr Öl ins Feuer gießen. Janet würde in Verteidigungshaltung gehen und daraufhin eher auf seinen Ärger anspringen als den Fokus auf die finanzielle Angelegenheit richten. Er spielte im Geist *SET*-Aussagen durch und überlegte, wie er ihr seine Bedenken bezüglich ihres Umgangs mit Geld nahebringen könnte. Er wartete mit der Aufnahme des Gesprächs bis nach dem Abendessen, als beide recht relaxt waren.

Gordon: »Janet, heute hat die Bank bei mir angerufen und mir gesagt, dass du dicke überzogen hast. Ich war davon ausgegangen, dass du noch relativ viel auf dem Konto hast. Ich mache mir Gedanken, was los ist.«
Janet: »Ich musste mir ein paar Sachen kaufen. Na und? Ich kann nicht jedes Mal zu dir hinrennen und dir haarklein berichten, was ich mache. Mach dir nicht ins Hemd! Die Bank gibt mir schon Kredit.«
Gordon: (merkt, wie ihn ihre Abwehrhaltung und ihre Art, seine Bedenken unter den Tisch zu kehren, ärgern, bemüht sich aber, seinen Frust für sich zu behalten) »Ach – ich bin gespannt, was du dir gekauft hast. Ich will mich nur vergewissern, dass du deine Finanzen im Griff hast.«
Janet: (hat das Gefühl, sich verteidigen zu müssen) »Ich brauche deine Hilfe nicht! Du weißt doch, dass Shoppen mich auf andere

Gedanken bringt. Ich hatte beschlossen, dass ich mal wieder was Neues zum Anziehen brauche, und hab mir halt was gegönnt. Na und?!«

GORDON: »Ich verstehe ja, dass du manchmal shoppen gehst, wenn du schlecht drauf bist. Was mir zu schaffen macht, ist, dass es dir vielleicht nicht gut geht. Kann ich irgendwie helfen?« (*Unterstützung*)

JANET: »Die Schule und der Job waren einfach nur mega-anstrengend. Es ist ein langer, düsterer Winter gewesen, und manchmal brauche ich einfach was zur Aufmunterung.«

GORDON: »Klingt, als wäre es in letzter Zeit nicht leicht gewesen für dich.« (*Mitgefühl*)

JANET: (überhört die Unterstützungsbotschaft) »Sag ich doch! Verstehst du denn gar nichts? Mir ist es wirklich scheißegal, dass du nicht die dicke Kohle hast!«

GORDON: »Ich will einfach nur sehen, wo ich helfen kann, wenn du Stress hast. (*Unterstützung*) Und du weißt ja, dass die Bank dir schon einmal Probleme gemacht hat. Sie könnten ablehnen, wenn du ein Darlehen aufnehmen willst. Ein negativer Schufa-Eintrag könnte dir in die Quere kommen, wenn du später mal wieder Finanzierungsbedarf hast. (*Wahrheit*) Ich weiß, wie wichtig es dir ist, dass andere mitbekommen, dass du verantwortungsbewusst bist. Schau dir nur an, wie hart du gearbeitet hast bei deinem Job und dafür, deine Noten zu halten. (*Mitgefühl*) Ich will einfach nur, dass du weißt, dass ich dich liebe und dir helfen will, die kluge, erfolgreiche und supertolle Frau zu sein, die du ja bist. Wenn du dich nicht wohlfühlst oder es irgendein Problem gibt, weißt du ja, dass du zu mir kommen kannst, und dann lassen wir zwei uns etwas einfallen. (*Unterstützung*) Lass uns darüber reden, wie du mit der Kontoüberziehung umzugehen gedenkst und wie du dich künftig schützen kannst.« (*Wahrheit*)

Es kann eine monumentale Herausforderung sein, Ihre eigenen Gefühle in Schach zu halten, während Sie versuchen, allen Aspekten der SET-Triade das gleiche Gewicht zu geben. Manchmal verlieren Sie vielleicht auch die Fassung, wenn Sie mit Anschuldigungen oder zerstörerischen Verhaltensweisen konfrontiert sind. Aber wenn Sie gleichzeitig weiter Ihre Unterstützungsbereitschaft zum Ausdruck bringen, Ihr *Mitgefühl* bekunden und doch die *Wahrheit* aussprechen können, lässt sich so manche Krise erfolgreich entschärfen. Nehmen Sie dann noch den UP-Teil der SET-Kommunikationstechnik hinzu, sorgt das dafür, dass Sie auf die innere Haltung ausgerichtet bleiben, die Sie sich bei schwierigen Interaktionen bewahren möchten. *Verständnis und Beharrlichkeit* sind unumgängliche Eigenschaften für jemanden, dem eine Person mit Borderline-Persönlichkeitsstörung lieb und teuer ist und der die Hoffnung hat, mit ihr darauf hinarbeiten zu können, das Fundament für eine gesündere Beziehung zu legen.

Was Sie tun können

Sich SET in Gedanken vergegenwärtigen

Merken Sie sich SET-Aussagen und achten Sie darauf, ob Ihr Borderline-Gegenüber Ihnen Signale dafür sendet, dass eine Seite des Dreiecks fehlt:

> »Ich liebe dich und will dir wirklich helfen, das durchzustehen.«

> »Du musst wirklich eine heftige Zeit durchmachen.«

> »Wie können wir zusammen darauf hinarbeiten, dass das besser läuft? Ich sag dir mal, was ich von meiner Seite tun kann. Was meinst du, was deinerseits angesagt ist?«

Verständnis und Beharrlichkeit mitbringen

Wie im 1. Kapitel angesprochen, sind Nuancen in der Welt von Borderlinern Mangelware. Situationen sind schwarz oder weiß, gut oder schlecht. Andere Menschen sind entweder Helden oder Bösewichte. Dieses Konzept der »Spaltung« ist bei der Borderline-Störung der primäre Abwehrmechanismus. Es handelt sich um ein Überbleibsel aus der Kindheit, in der wir Ambivalenz und Uneindeutigkeit nicht ausstehen können. Die meisten Erwachsenen akzeptieren mit einem bestimmten Reifegrad die Ungewissheiten des Daseins. Freunde, Vereine, Berufe, politische Zugehörigkeiten – alles hat seine Schattenseiten, die es hinzunehmen gilt und wo Kompromisse gefragt sind. Anders bei Menschen mit Borderline. Nach einem geringfügigen Missverständnis wird der Liebste zum verhassten Dämon. Oder die Borderline-Persönlichkeit sieht nach einem Konflikt ihr Selbstbild als ohnmächtiges, schuldloses Opfer bestätigt.

Wichtig ist hier, das Auf und Ab der Ausdrucksformen von Spaltung zu erkennen: es kann jeweils nur eine Seite der Wippe oben sein. Hier kommen die Aspekte *Verständnis und Beharrlichkeit* von SET-UP ins Spiel. Sollten Sie in der Projektion Ihres Gegenübers als der Bösewicht dastehen, *nehmen Sie es nicht persönlich!* Akzeptieren Sie, dass sich darin eben die Verwirrung der Borderline-Persönlichkeit angesichts ihrer eigenen Ambivalenz spiegelt. Sie hat damit zu kämpfen, zu akzeptieren, dass Sie (und der Rest der Welt) gute wie auch schlechte Eigenschaften haben. Und dass Beziehungen dennoch fortgeführt werden können, ohne darauf zu beharren, dass der andere nur gut sein müsse oder sich bei näherer Betrachtung wohl als nur schlecht entpuppen muss. Diese Konflikte können sich auch gegen die Borderline-Persönlichkeit selbst richten, wobei in diesem Fall alles Negative auf sie selbst projiziert wird. UP (*Verständnis und Beharrlichkeit*) hilft dabei, durchzuhalten, wenn die Beziehung gerade wieder einmal zur Herausforderung wird. Selbst wenn sich innige Nähe vorübergehend nicht aufrechterhalten lässt, können Sie sich, wenn Sie möchten, dazu entscheiden, das UP-Prinzip einzusetzen, um die Verbindung auf einer anderen Ebene fortzusetzen. Mitunter werden Sie allerdings auch zu dem Schluss kommen, »einfach gute Bekannte« zu sein.

Rita und Patty waren schon seit der Oberstufe Freundinnen. Ihre Männer waren befreundet, und ihre Kinder spielten zusammen. Patty rätselte immer wieder, was passiert war, wenn Rita sich sporadisch zurückzog, nicht zurückrief und genervt wirkte, wenn sie Kontakt mit ihr aufnahm. Nach einer Weile war dann alles wieder normal, und Rita tat so, als wäre nichts gewesen. Wenn Patty sich bei Rita erkundigte, warum sie so auf Abstand gegangen war, leugnete Rita, dass es irgendwelche Probleme gab, und sagte einfach nur, ihre Familie hätte sie so auf Trab gehalten und sie hätte als Immobilienmaklerin gerade alle Hände voll zu tun.

Als Patty und ihr Mann beschlossen, ein Haus zu kaufen, kamen sie überein, bei diesem Projekt besser darauf zu verzichten, Rita oder sonst jemanden aus dem Freundeskreis einzuspannen. Kurz nach dem Hauskauf erhielt Patty einen wutschnaubenden Anruf von Rita, die Patty dafür beschimpfte, sie nicht als Maklerin beauftragt zu haben. Völlig überrascht von der Heftigkeit des Wutausbruchs, erklärte Patty Rita, sie hätte sie oder andere Freunde und Bekannte nicht in eine derart gewichtige Entscheidung hineinziehen wollen, die potenziell die Beziehung zu ihnen aufs Spiel setzen könnte. Patty fügte noch hinzu, es sei nie ihre Absicht gewesen, Rita zu ärgern, und sie entschuldigte sich dafür, sie enttäuscht zu haben. Zu ihrem Entsetzen kündigte Rita ihr jedoch die Freundschaft, zog alle Verabredungen zu gemeinsamen Unternehmungen am Wochenende zurück und schrie mit sich überschlagender Stimme, sie würde nie wieder mit ihr reden.

Patty war völlig perplex. Als sie ihre Beziehung zu Rita noch einmal Revue passieren ließ, wurde ihr ein bestimmtes Muster in Ritas Verhalten klar, und ihr fiel es wie Schuppen von den Augen: so eng die Freundschaft von ihrer Seite auch war, sie hatte schon immer unter Ritas Tobsuchtsanfällen gelitten. Patty erkannte, dass sie zwei Möglichkeiten hatte: Sie konnte sich entweder komplett aus der Freundschaft zurückziehen oder musste eine andere Art von Beziehung akzeptieren, die Ritas launischem Verhalten Rechnung trug. Sie kam zu dem Schluss, dass sie die Bande zwischen ihren Familien zwar nicht vollständig kappen wollte, es aber wohl hinnehmen müsste, dass ein näherer Kontakt nicht mehr in Frage kam. Also blieb Patty am Ball und pflegte ihre Beziehung zu Rita auf Sparflamme weiter. Sie rief Rita an, um ihre Kinder zum Spielen einzuladen. Sie war freundlich zu ihr, wenn sie sich bei geselligen Anlässen wiederbegegneten, und unterhielt einen oberflächlicheren, aber für sie akzeptablen Kontakt zu Rita.

Die Situation vorher durchspielen

Spielen Sie für sich im Vorfeld durch, wie Sie mit Ihrem Borderline-Gegenüber umgehen. Überlegen Sie sich, wie Sie das Problem angehen möchten und wie Sie sich ausdrücken könnten. Überdenken Sie vor allem, wie Sie SET-Aussagen formulieren können.

Ihr mittlerweile erwachsener Sohn hat wieder einmal seine Stelle gekündigt, nachdem sein Chef ihn, wie er klagt, ungerecht behandelt hat und er mit ihm in Streit geraten ist. Er kommt zu Ihnen, rechtfertigt seine Kündigung und fragt sich, was er jetzt tun soll:

»Das muss eine wirklich heftige Situation gewesen sein für dich.« (*Mitgefühl*)

»Ich bin froh, dass du zu mir kommst, schließlich würde ich dir gerne helfen.« (*Unterstützung*)

»Wir müssen uns dieses Muster einmal näher ansehen, nachdem das jetzt ja schon mehrmals passiert ist. Wie können wir daran arbeiten, dass du solche Probleme mit schwierigen Vorgesetzten und Kollegen besser aushalten kannst? Ich weiß, dass du arbeiten willst, und vielleicht musst du dich mit einigen Reibungspunkten dieser Art einfach arrangieren. Lass uns doch einmal ausführlicher darüber reden, was da bei diesen Jobs passiert ist und welche Möglichkeiten sich anbieten, mit so etwas umzugehen.« (*Wahrheit*)

Das Positive hervorheben

Betonen Sie die Stärken der Person. Unterstreichen Sie, was sie trotz bestimmter Hindernisse erreicht hat:

> »Ich bin wirklich stolz darauf, wie du dich dieser schwierigen Situation stellst.« (*Unterstützung*)

> »Das ist für dich natürlich nicht leicht gewesen.« (*Mitgefühl*)

> »Offenbar gibt es dabei aber ein paar Punkte, für die wir noch eine Lösung finden müssen. Was müssen wir im Hinblick darauf noch tun?« (*Wahrheit*)

Versuchen, die Ruhe zu bewahren und neutral zu bleiben

Halten Sie Ihre Aussagen, in denen es um *Unterstützung* und *Mitgefühl* geht, frei von jeglicher Kritik. Verknüpfen Sie diese Aussagen nicht mit Sätzen, die mit »aber« oder »wenn« anfangen. Etwa: »Ich würde dich ja durchaus unterstützen, wenn du aufhören würdest, so schwierig zu sein.« Oder: »Du machst gerade eine schlimme Zeit durch, aber so wie du dich verhältst, machst du alles nur noch schlimmer.« Konfrontation mit der eigenen Verantwortung verpacken Sie in separate Wahrheitsaussagen, die es ganz wertfrei und praxisbezogen vorzubringen gilt, am besten, nachdem über *Unterstützung* und *Mitgefühl* schon die entsprechende Vorarbeit erfolgt ist. Mitunter wirkt es auf die Borderline-Betroffenen weniger bedrohlich, eine Wahrheitsaussage als Frage zu formulieren. Außerdem erinnert diese Vorgehensweise daran, dass die Verantwortung bei der Person selbst liegt:

> »Was meinst du, wie wir damit umgehen sollten?«

> »Wie sieht dein nächster Schritt dabei aus, dieses Problem in den Griff zu bekommen?«

Wahrheitsaussagen primär auf Gegenwärtiges beziehen

Borderliner drücken sich eventuell um die *Wahrheit*, indem sie auf alte Verletzungen oder die Erfahrungen anderer verweisen: »Mein Chef verletzt ständig meine Gefühle«; »Das habe ich schon probiert … es funktioniert aber nie«; »James hat deswegen so richtig Probleme gekriegt.«

Lassen Sie sich nicht durch Gespräche über Dinge ablenken, die irgendwann einmal passiert sind. Den Wahrheitsaspekt drückt man am besten aus, indem man fragt: »Was hast du diesbezüglich *jetzt* vor?«

Den SET-Dialog und UP als Bezugsrahmen im Sinn zu behalten, ist ein nützliches Modell für die Bewältigung des Umgangs mit Borderlinern. Das Ganze ist nicht nur als Grundgerüst für die Gesprächsführung gedacht, sondern erlaubt auch, Reaktionen aufzugreifen, die vielleicht nach verstärkenden Aussagen verlangen. Das Ziel von SET-UP besteht letztlich darin, die Kommunikation aufrechtzuerhalten und Entgleisungen im Umgang miteinander zu vermeiden.

Das nächste Kapitel beschreibt ergänzende Techniken, die sich gut mit dem SET-UP-Ansatz kombinieren lassen.

3. Ergänzende Techniken

Die SET-UP-Prinzipien lassen sich auch in andere Techniken einbauen, die darauf abzielen, den Umgang mit Borderline-Betroffenen besser zu bewältigen. Einige dieser Verfahren sind Bestandteil einer SET-UP-Methode, andere verstehen sich ergänzend. Dieses Kapitel beschreibt noch weitere Möglichkeiten des Umgangs mit Borderline-typischen Herausforderungen.

Anbieten von Übergangsobjekten

Persönliche Unterstützung wird in der Regel im direkten Gespräch signalisiert, sie kann aber auch über einen Gegenstand vermittelt werden, der diese Unterstützung versinnbildlicht. Bei Kleinkindern akzeptiert man zum Beispiel eine Schmusedecke oder eine Puppe, die das Kind immer mit sich herumträgt, als ein solches Übergangsobjekt. Es repräsentiert die mütterliche Bezugsperson des Kindes, wenn sie gerade nicht anwesend ist. In der Kinderpsychiatrie versteht man dieses Verhalten als etwas, in dem sich ein Übergang spiegelt: das Kind löst sich von seiner primitiven Forderung, dass die Bezugsperson ständig anwesend sein und Schutz bieten muss. Es lernt, ihre Existenz auch dann als gegeben anzuerkennen, wenn sie gerade außer Sicht ist. Schließlich stellt sich bei einem gesunden Kind das ein, was man Objektkonstanz nennt: die Erkenntnis, dass die Eltern auch dann weiterexistieren, wenn sie sich gerade nicht im unmittelbaren Umfeld des Kindes befinden.

Die normale Entwicklung von Objektkonstanz, die wiederum in die Entstehung von Vertrauen und vertrauensvollem Verhalten mündet, erfordert in der Regel eine zuverlässige, nährende elterliche Fürsorge in den ersten Lebensjahren. Borderline-Betroffenen jedoch bleibt dieser Entwicklungsprozess oft verwehrt – ein Ergebnis instabiler Umstände in der Kindheit. Daher erleben Borderliner bei anderen kein gleichbleibendes Verhalten. Dieser subjektiv erlebte Mangel an Verlässlichkeit beeinträchtigt den Aufbau von Vertrauen. Menschen mit Borderline-Persönlichkeitsstörung sind anfällig für Verlassenheitsgefühle und reagieren dann wie ein Säugling, der panisch zu schreien beginnt, sobald die Mutter das Zimmer verlässt. Außerdem gleichen sie dem Säugling auch darin, dass ihre Einstellung zu ihr von ihren unmittelbar erlebten Gefühlen abhängt. Diese jetzt gerade aktuelle schnappschussartige Momentaufnahme entscheidet darüber, wie das Gegenüber beurteilt wird. Das Baby, das hungrig bleibt, ist wütend auf Mama, die es nicht stillt oder füttert, himmelt sie jedoch an, wenn sie es tut. Ebenso bestimmen akute Reaktionen auf eine momentane Situation die sich ständig verändernden Schwarzweißreaktionen von Borderlinern.

Der betroffenen Person ein Übergangsobjekt zur Verfügung zu stellen, kann Verlassenheitsängste dämpfen und dazu beitragen, wütende Stimmungsumschwünge im Zaum zu halten, die sich gegen den Partner oder die Partnerin richten, der von ihr weggeht. Ein lächelndes Foto von Ihnen, das Sie Ihrem Liebsten oder Ihrer Liebsten schenken, wird stellvertretend für Sie da sein, während Sie fort sind, und schöne Erinnerungen wecken. Doch auch andere persönliche Gegenstände können diesen Zweck erfüllen, wie die folgenden Beispiele zeigen:

- Wenn Brads Partner Steven wieder einmal auf Geschäftsreise war, nahm Brad Stevens Sweatshirt mit ins Bett. Dieser vertraute Gegenstand und sein heimeliger Duft halfen ihm nachts, sich zu entspannen und dämpften seine Frustration über Stevens häufige Abwesenheit.
- Als Evelyn zur Aufnahme ihres Studiums in ein Studentenheim am anderen Ende der Stadt zog, bewahrte sie in ihrem Portemonnaie ein Foto von sich neben ihrer Mutter auf, das sie oft hervorholte, wenn sie sich einsam fühlte.

Prognosen abgeben

Nützlich kann es sein, dass Sie mit Ihrem Gegenüber verbal Schritt für Schritt durchspielen, was das Ergebnis des Verhaltens sein dürfte, das die Person angedroht hat. Ist erst einmal das Fundament in Form der Vermittlung Ihrer *Unterstützung* und Ihres *Mitgefühls* gelegt, ist es gleich in mehrfacher Hinsicht hilfreich, die absehbaren Konsequenzen vorherzusagen (*Wahrheit*): Erstens bietet es für die Borderline-Persönlichkeit einen Ansporn, impulsives Verhalten zu überdenken und gedanklich die möglichen Folgen ihres Handelns durchzuspielen. Zweitens vermittelt es ihr eine gewisse Sicherheit, dass Sie ein Verhalten verstehen und vorhersehen können, das sie aus eigener Sicht nicht steuern kann und das aus heiterem Himmel zu kommen scheint. Es kann bei ihr auch *Widerspruchsgeist* wecken – in Form einer gezielten Weigerung, Erwartungen anderer zu entsprechen. Womöglich schwenkt die Borderline-Persönlichkeit dann auf konstruktivere Reaktionen um: »So, du meinst also, ich fange hier gleich an, herumzubrüllen und renne dann weg. Dir werde ich es zeigen. Ich werde hier einfach nur still dasitzen und kein Wort sagen – nur damit du so richtig angepisst sein kannst!«

Prognosen sollten nicht mit anklagendem und wütendem Unterton abgegeben werden, nach dem Motto: »Ach nee, schon wieder die alte Leier!« Präsentieren Sie sie vielmehr ganz locker und sachlich. Sie maßregeln Ihr Gegenüber nicht. Sie halten ihm nur vor Augen, wie das Ergebnis seines Handelns ausfallen dürfte.

Die 15-jährige Jenny rief ihren Vater nach einem Konflikt mit ihm an, um ihm zu sagen, dass sie und ihr um einiges älterer Freund, Tyler, zusammen durchbrennen würden.

»Jen, ich kann es gar nicht gut ertragen, dass du so aufgebracht bist. Bitte komm nach Hause und lass uns sehen, ob wir darüber reden können.«

»Von wegen. Ich komme nicht nach Hause! Du hast mich vor kurzem in die Klinik verfrachtet, nur weil Tyler und ich Party gemacht haben. Und du willst immer kontrollieren, wohin ich gehe, mit wem ich zusammen bin und wann ich zu Hause sein sollte. Ich bin kein Kind mehr, und ich kann tun, was ich will. Und ich suche mir selbst aus, mit wem ich zusammen sein will.«

»Ja, Jen. Du bist ganz schön groß geworden. Aber noch bist du nicht volljährig, also gilt das als Weglaufen von zu Hause. Rein rechtlich muss ich deshalb die Polizei anrufen. Und du weißt ganz genau, dass die dich dann aufsammeln müssen. Und daraufhin würden sie dich wahrscheinlich in die Klinik zurückbringen. Ich weiß, wie sehr du es hasst, dort zu sein. Aber dieses Mal würde man dich vermutlich für länger dabehalten. Und außerdem dürfte auch Tyler Probleme kriegen. Ich kann wirklich gut auf dieses ganze Tamtam verzichten. Warum kommst du nicht erst einmal nach Hause? Dann können wir weiterreden.«

Ausdrücklich zu schildern, was das Verhalten der Borderline-Persönlichkeit bewirken dürfte, kann ihr beim Ausagieren den Wind aus den Segeln nehmen.

Sich mit einer paradoxen Haltung arrangieren

Der Hang von Menschen mit Borderline, ständig von einem Extrem ins andere zu fallen, erschwert Entscheidungen oft erheblich. Abhängigkeit und das dringende Bedürfnis, es anderen recht zu machen einerseits und zorniges Aufbegehren dagegen andererseits können Borderliner in Zusagen hineindrängen, die sie später zurückziehen oder nicht halten können. Gut möglich, dass sie am Montag eine bestimmte Haltung zu etwas kundtun, nur um am Dienstag die genau entgegengesetzte Position zu vertreten.

Dieses Hin und Her bei Entscheidungen kann für jemand, der unsicher ist, wie er darauf am besten reagiert, ziemlich verwirrend sein. Manchmal kann es helfen, nach mehrmaligem Hickhack zwischen

Zusage hin und her eine konträre Position einzubringen, die dem Wahrheitsaspekt entspricht und die die Borderline-Persönlichkeit so vielleicht nicht von Ihnen erwartet hat. Dass Sie mit einem Mal selbst Position beziehen und sich für eine bestimmte Alternative stark machen, kann Ihr Gegenüber verblüffen und eine Neubeurteilung der Situation bewirken, was zu einer durchdachteren, realistischeren Einschätzung der Lage führen mag.

Norman, 23 Jahre alt, hatte sich viermal an drei verschiedenen Colleges eingeschrieben und wieder abgemeldet. Typischerweise klemmte er sich jedes Mal erst voller Ehrgeiz dahinter, jede Menge Scheine zu machen, geriet dann damit ins Hintertreffen und hörte nach ein paar Wochen auf, überhaupt noch Vorlesungen und Seminare zu besuchen, um sich in seiner Bleibe im Studentenwohnheim einzuigeln. Seine Eltern erfuhren erst am Ende des Semesters davon, wenn er ihnen gestand, dass er seine Leistungsnachweise allesamt noch »nicht beisammen« hatte.

Nach anfänglichem Ärger redeten seine Eltern ihm immer wieder gut zu, ans College zurückzukehren. Sie lobten seine hohe Intelligenz und beharrten eindringlich darauf, dass er es ohne den entsprechenden Abschluss zu nichts bringen würde. An einem bestimmten Punkt schlugen sie jedoch einen völlig neuen Kurs ein. Nachdem Norman mehrere Monate in seinem Elternhaus gelebt hatte (wo seine Eltern es vermieden, das Thema anzusprechen), schlug er vor, sich wieder an einem neuen College für ein anderes Hauptfach einzuschreiben. Dieses Mal bestärkten ihn seine Eltern nicht darin, sondern nahmen eine gänzlich andere Haltung ein. Obwohl sie nach wie vor davon ausgingen, dass Norman letztlich seine Ausbildung fortsetzen würde und sollte, malten sie ihm aus, dass er vielleicht gar keinen Collegeabschluss bräuchte, und wiesen ihn auf Leute hin, die ohne höheren Abschluss erfolgreich waren. Sie fragten ihn, ob er nicht eher eine Arbeit annehmen wolle. Sie hofften, dass es Norman entlasten würde, wenn sie die Gespräche in diese Richtung lenkten. Er würde sich dann vielleicht nicht mehr unter Druck gesetzt fühlen und glauben, dass er unbedingt das College besuchen müsste. Außerdem könnte es ihn dazu bringen, seine eigene Motivation ernsthaft zu hinterfragen und Alternativen in Betracht zu ziehen.

Es gab dabei nichts zu verlieren: entweder Norman würde in Abgrenzung zu diesem neuen Vorschlag seiner Eltern mehr Eigeninitiative entwickeln und dieses Mal mit seinem Studium Ernst machen, oder die elterlichen Überlegungen würden angesichts seiner Unentschlossenheit einen weiteren womöglich fehlschlagenden Anlauf vermeiden. Am Ende entschied sich Norman dafür, das Studium abzubrechen. Er organisierte sich einen Job als Aushilfe in einer Imbissbude. Nach sechs Monaten dieser für ihn frustrierenden Tätigkeit war er fest entschlossen, ans College zurückzukehren. Er begann also wieder zu studieren und erzielte einen Abschluss in Elektrotechnik.

Grenzen setzen

Sich von einem geliebten Menschen abzugrenzen, ist schwierig und will gut überlegt sein. Diese auf dem Wahrheitsprinzip basierende Technik hilft nur dann, wenn die Abgrenzung realistisch, konsequent, angemessen sowie umsetzbar ist und auch wirklich der *Wahrheit* entspricht. Dem anderen Grenzen aufzuzeigen darf kein verschlüsselter Ausdruck für »Drohen« oder »Bestrafen« sein. Eine solche Abgrenzung ist vielmehr eine leidenschaftslose Klarstellung, wozu Sie sich in der Lage sehen und wozu nicht. Es ist besser, eine Wahrheitsaussage zu vermeiden, statt eine ins Feld zu führen, die man dann doch nicht durchsetzt. Sollte beispielsweise Ihre Exfrau oder Ihr Exmann bestimmte Erziehungsmaßnahmen für Ihr Kind nicht mitmachen, versuchen Sie nicht, diese jenseits Ihres Einflussbereichs durchzusetzen. Oder, wenn Sie gar nicht wirklich glauben, dass Sie nach der nächsten Auseinandersetzung mit Ihrer Liebsten ausziehen, dann drohen Sie es besser auch nicht an. Überlegen Sie sich vielmehr eine Maßnahme, die Sie Ihres Erachtens wirklich durchziehen können.

Jimmy, 28 Jahre alt, zog nach einigen gescheiterten Beziehungen und Jobs wieder bei seinen Eltern ein. Ab und zu ging er mit Freunden aus, zu Hause jedoch verbrachte er die meiste Zeit in seinem Zimmer und weigerte sich, irgendwelche Aufgaben im Haushalt zu übernehmen oder zu planen, wie es künftig weitergehen würde. Seine Eltern beknieten ihn förmlich, mehr Einsatz zu zeigen, aber er ignorierte ihre Bitten und Drohungen. Schließlich einigten sie sich darauf, anders mit ihm umzugehen:

»Jimmy, du bist ja in einer schwierigen Zeit in deinem Leben wieder bei uns eingezogen. Und ich will, dass du weißt, dass wir dich als deine Eltern immer unterstützen und versuchen werden, dir zu helfen. (*Unterstützung*) Wir verstehen, wie hart das für dich gewesen ist. (*Mitgefühl*) Aber wir erwarten von dir auch, dass du verantwortungsbewusst bist und die Miete zahlst, die wir von dir verlangen. (*Wahrheit*) Dabei geht es uns nicht um Geld. Wir meinen deine feste Zusage, jede Woche den Rasen zu mähen, sodass wir keinen Gärtner dafür bezahlen müssen. Wir werden dir eine Liste mit deinen allwöchentlichen Aufgaben im Haushalt aufstellen. Falls sich nach einem Monat zeigt, dass du beschlossen hast, diese Miete nicht einzubringen und es nicht gelingt, etwas Gleichwertiges auszuhandeln, musst du unser Haus verlassen und dir eine andere Bleibe suchen, für die du bereit bist, Miete zu zahlen.«

Jimmys Eltern äußerten ihre *Unterstützung* und ihr *Mitgefühl* und brachten gleichzeitig Grenzen ins Spiel. Sie müssen in einem solchen Fall allerdings auch bereit sein, das Ganze durchzuziehen und ihre Forderungen wahrheitsgemäß zu bekräftigen. Sie müssen sich vorab zurechtlegen, wie sie die Grenzen und potenziellen Folgen ihres Handelns durchsetzen werden. Dazu gehört bei Bedarf auch die Angabe eines konkreten Datums, zu dem Jimmy dann ausziehen muss; ihn notfalls mit Polizeigewalt hinauszuwerfen und sich damit abzufinden, dass die verbleibenden Alternativen für Jimmy dann weniger angenehm sein dürften.

Konstruktive Hinhaltetaktik

Die Borderline-Persönlichkeit kann sehr fordernd und ungeduldig sein. Sie lebt im unmittelbaren *Jetzt*. Und das, was sie unmittelbar *jetzt* erlebt, gehört vielleicht gar nicht in einen bestimmten Kontext. Was vorangegangen ist oder danach kommen mag, hat keine Auswirkung darauf, was die Borderline-Persönlichkeit in diesem Moment fühlt. Auf aktuelle Wahrnehmungen und Gefühle heißt es für sie *jetzt sofort* einzugehen. Umgekehrt kann diese Situation bewirken, dass auch Sie sich unter Druck gesetzt fühlen, auf Forderungen *auf der Stelle* zu reagieren, obwohl jegliche Reaktion Ihrerseits von Ihrem Gegenüber womöglich zunichte gemacht, nicht anerkannt oder verunglimpft wird. Vor allem wenn das Miteinander stressig ist, empfiehlt es sich deshalb oft, Ihre Reaktion auf später zu verschieben. Es ist möglich, dass diese Hinhaltetaktik die Borderline-Persönlichkeit zur Weißglut bringt, aber so vermeiden Sie es, zu reagieren, bevor Sie die Konsequenzen vollständig abgewogen haben.

Hier ein paar hilfreiche Sätze, mit denen Sie die Dinge etwas hinauszögern können, um zu umgehen, dass Sie Zusagen geben, die später vielleicht noch größere Schwierigkeiten nach sich ziehen: »Ich weiß, dass es dir wichtig ist, aber lass mich zuerst einmal meinen Terminkalender checken«; »Ich rufe dich zurück«; »Ich schaue mal, ob ich mir den Termin freischaufeln kann«; »Ich habe dein Anliegen gehört, aber ich muss noch überlegen, ob ich das einrichten kann«; »Warte mal kurz. Lass mich bitte erst diesen Anruf tätigen (... oder die Wäsche / das Geschirr in die Maschine packen).« Im Vorfeld dieser Wahrheitsaussagen seine Unterstützungsbereitschaft und sein Mitgefühl kundzutun, kann die Frustration der Borderline-Persönlichkeit über die Hinhaltetaktik mindern.

Barry bestand darauf, dass seine Freundin Shari ihn über Weihnachten zu einer Stippvisite bei seiner Familie begleitete. Sie wusste aus Erfahrung, dass diese Besuche immer hochgradig konfliktgeladen waren. Für Barry endeten sie unweigerlich in Streit und vorzeitigem Aufbruch. Shari wusste auch, dass die Familie den Grund dafür oft auf die Beziehung der beiden schob und sie selbst zum Sündenbock erklärte. Das erlaubte Barry und seinen Angehörigen, temporär eine zumindest fragile Verbindung wiederherzustellen, bei der Shari außen vor blieb.

Sollte Shari die Einladung ausschlagen, wäre Barry enttäuscht. Ließe sie sich zunächst einmal darauf ein, um ihre Zusage später zurückzuziehen, würden Wut und Ärger bei ihm noch heftiger ausfallen. Sollte sie aber hingehen, könnte sie sich auf ein schreckliches Weihnachtsfest gefasst machen und würde Gefahr laufen, wieder einmal in die Rolle des Sündenbocks gedrängt zu werden, deren Ausschluss Barrys Familie einte. Die für Shari beste Möglichkeit, hiermit umzugehen, war, ihre Antwort hinauszuzögern.

Zu einem späteren Zeitpunkt, in einem entspannten Rahmen, konnte Shari die ihr zur Verfügung stehenden Möglichkeiten abwägen. Zunächst einmal würde sie ihren Wunsch kundtun, mit Barry zusammen zu sein und ihn zu unterstützen. (*Unterstützung*) Außerdem würde sie würdigen, wie wichtig ihm diese Familientreffen waren. (*Mitgefühl*) Dann könnte Shari entweder zusagen, mit Barry seine Verwandten zu besuchen, aber sich vorher darauf vorbereiten, die innerfamiliären Dynamiken zu vermeiden. Oder sie könnte sich in Ruhe eine brauchbare Alternative suchen und Barry dann wissen lassen, dass z.B. eine Freundin der Familie sie gebeten hätte, Weihnachten dieses Jahr mit ihr zu verbringen, sodass sie ihn dieses Mal nicht begleiten könne.

Spannungen entschärfen und Deeskalation fördern

Der Umgang von Borderlinern mit anderen ist oft davon geprägt, die eigenen Gefühle zu verdrängen und die geleugneten Emotionen auf den Partner oder die Partnerin zu übertragen. Dieser Vorgang wird als *projektive Identifikation* bezeichnet. Die Betroffenen lehnen ihre Erfahrungen von Wut, Sich-Angezogen-Fühlen oder Verwirrung ab und schreiben die entsprechenden Empfindungen dem Partner oder der Partnerin zu. Wenn Sie diese Projektionen schlucken, bestärkt das die Borderline-Persönlichkeit darin, jede eigene Verantwortung für die Interaktion abzustreiten, da die geleugneten Emotionen ja von Ihnen, und nicht von ihr selbst ausagiert werden (»Ich bin nicht wütend! *Du* bist wütend!«). In diese Falle ist man schnell getappt. Wichtig ist, Provokation als solche zu erkennen, und sich nicht in die sich immer weiter aufschaukelnde Dynamik hineinziehen zu lassen.

Als Kind konnte Krista ihre große Schwester Alicia nie ausstehen. Alicia war eine gute Schülerin, viel bewunderte Sportlerin und an der Schule allseits beliebt. Wenn Alicia den Auftrag erhalten hatte, Krista zu hüten, belog Krista hinterher ihre Eltern und behauptete, Alicia sei gemein und verantwortungslos gewesen und hätte die ganze Zeit nur telefoniert und ferngesehen, statt auf sie aufzupassen. Das brachte Alicia gegen sie auf, und sie schrie die kleine Schwester an, was dann als Bestätigung dafür galt, dass sie »gemein« sei.

Im Erwachsenenalter ging das Gezänk weiter. Als Krista sich verlobte, behauptete sie ihren Eltern gegenüber steif und fest, Alicia sei eifersüchtig und rege sich darüber auf. Wenn die Frauen zusammen waren, bombardierte Krista Alicia lautstark mit Vorwürfen, was Alicia dazu provozierte, noch lauter Kontra zu geben. »Siehst du, und schon rastest du wieder aus«, verkündete Krista dann, und weg war sie.

Wenn Sie ein Muster wahrnehmen, das dazu angetan ist, Sie »auf die Palme zu bringen«, ist es wichtig, der Versuchung zu widerstehen, die Dynamik immer weiter eskalieren zu lassen und die Projektionen auszuagieren. Wird die Stimme der Borderline-Persönlichkeit lauter, sollten Sie besonders darauf bedacht sein, die Stimme zu senken. Steigert sie sich heftiger in etwas hinein, sollten Sie versuchen, deeskalierend zu wirken, indem Sie Ihre eigene körperliche Expressivität bremsen. *Unterstützung* und *Mitgefühl* sollten neutral formuliert werden. Auszurufen: »Wow, hast du eine Scheißwut!« würde womöglich nur Öl ins Feuer gießen. Weniger provokative Bekundungen von *Mitgefühl* dagegen können die Heftigkeit des Ganzen etwas entschärfen: »Ich verstehe, dass dich das aufregt«; »Das scheint dir wirklich auf der Seele zu brennen.«

Wiederholen Sie nicht immer wieder das Gleiche

Wenn Sie merken, wie Sie immer wieder die gleiche Erklärung wiederholen – bremsen Sie sich. Bei Borderline-Betroffenen kann es ähnlich laufen wie bei einem Kind, das immer wieder quengelt: »Aber warum …?«, wenn die Mutter oder der Vater ihm eine Entscheidung mitteilt – sie beharren vielleicht immer wieder auf demselben Punkt, was Sie wiederum zunehmend frustriert. Womöglich fühlen Sie sich dann unter Druck, entweder den Forderungen nachzugeben oder sich fortan von Ihrem Gegenüber fernzuhalten.

Nach ihrer schmerzhaften Scheidung fragte Krista ihre Schwester, ob sie bei ihr einziehen dürfe. Alicia lehnte das ab mit der Begründung, dass ihr Apartment zu klein sei, dass ihr ein privater Rückzugsort wichtig sei und dass sie befürchte, dass das Zusammenleben für ihre Beziehung zur Belastungsprobe werden könnte. Dennoch bettelte Krista von Zeit zu Zeit immer wieder darum, bei Alicia einziehen zu können. Irgendwann merkte Alicia schließlich, dass sie Mal um Mal dieselbe Antwort auf dieselbe Frage gab. Sie erkannte ihren zunehmenden Ärger auf ihre Schwester und außerdem merkte sie, dass sie versucht war, entweder nachzugeben oder aber den Kontakt abzubrechen. Also entschied sich Alicia dazu, die Interaktion zu entschärfen:

»Krista, ich weiß, wir haben uns darüber ja schon etliche Male unterhalten. (*Wahrheit*) Du bist mir wichtig, und ich will dir helfen. (*Unterstützung*) Und ich weiß, du hast eine schlimme Zeit hinter dir. (*Mitgefühl*) Aber aus allen Gründen, über die wir ja schon geredet haben, ist es keine Option, dass du mit bei mir einziehst. Setzen wir uns doch einmal zusammen, um uns anzuschauen, welche Möglichkeiten es sonst noch gäbe.« (*Wahrheit*)

Durch bewusste Konzentration darauf, *Unterstützung* und *Mitgefühl* zu schenken, gelang es Alicia, ihren Ärger auf Krista im Zaum zu halten. Indem sie Optionen anbot, die der *Wahrheit* entsprachen, dämmte sie ihre eigenen Schuldgefühle und ihren Verteidigungszwang ein und konnte ihren Grundsätzen treu bleiben.

Vorsicht mit Humor

Im Umgang mit Menschen mit Borderline ist Humor nicht ohne Tücken und daher am besten zu vermeiden. Von Borderline Betroffene können leichtherzige Scherzhaftigkeit als ein demütigendes Sich-Lustig-Machen über sie werten. Ein Versuch, die Situation mit Lachen zu entschärfen, wirkt auf sie womöglich wie ein Übergehen ihrer Gefühle. Am besten verkneifen Sie es sich, die ernsthaften Anliegen Ihres Gegenübers mit Humor zu kontern. Nur in einer langjährigen Beziehung, in der launige und neckische Kommentare zum vertrauten Umgangston gehören, können Bemühungen, die Stimmung derart etwas aufzuhellen, mitunter helfen. In solchen Fällen kann eine Art von makabrem schwarzem Humor durchaus helfen, klarer zu sehen und die geballte frustrierte Wut in Belustigung verwandeln, weil das größere Ganze in den Blick gerät.

Louise, die Mutter von Bob und Carl, war emotional eine gebrochene Frau. Ihr Ehemann starb, als die beiden Jungen noch klein waren, und Louise traf es völlig unvorbereitet, sie als alleinerziehende Mutter großziehen zu müssen. Sie durchlitt depressive Schübe und hatte immer wieder hypochondrische Anwandlungen, die sie dazu brachten, tagelang im Bett zu bleiben. Diese wechselten sich stets mit wutentbrannten Prügelattacken ab. Ein »Onkel« nach dem anderen zog in die mütterliche Wohnung ein und wieder aus. Die beiden Brüder lernten, dass sie alleine klarkommen mussten.

Bob heiratete später und zog weg. Carl jedoch blieb. Er schien das Temperament seiner Mutter geerbt zu haben. Seine beiden Ehen scheiterten. Sein feindseliger Sarkasmus schlug Freunde und Bekannte in die Flucht. Intelligent und einfallsreich wie er war, hatte er keine Probleme, Arbeit zu finden. Nur langweilte er sich überall schnell und wechselte dann zum nächsten Arbeitsplatz. Sein Jähzorn, der sich unter Alkoholeinfluss noch verschlimmerte, führte dazu, dass er sich gelegentlich mit anderen prügelte. Seine Beziehung zu seiner Mutter, die immer wieder frustrierende Ansprüche an ihn erhob, blieb feindselig. Sein einziger Freund, die einzige Person, mit der er wirklich reden konnte, war sein Bruder.

Nachdem seine Mutter und er sich wieder einmal um die Wette angebrüllt hatten, besuchte Carl eine Bar. Nach mehreren Drinks legte er sich mit dem Türsteher an, worauf er erst einmal in Polizeigewahrsam landete. Carl rief seinen Bruder an, um ihm von seinem neuesten Dilemma zu berichten.

»Carl«, setzte Bob an, »ich weiß, dass es in letzter Zeit nicht gut gelaufen ist, aber … «

»Du weißt ja nicht einmal die Hälfte, Bob«, unterbrach ihn Carl. »Und hör mir auf mit dem herablassenden Getue! Du bist eine Million Kilometer von Mom weg und von allem, womit ich mich so rumschlagen muss. Mein Leben ist ganz schön scheiße. Manchmal frage ich mich, was das Ganze noch soll.«

»Kann ich verstehen, Carl. Du hast mächtig unter Druck gestanden. (*Mitgefühl*) Und diese neuesten Kapriolen von Mom sind der Klassiker. Aber wenn diese ganze Geschichte einen nicht so aufregen würde, wären sie fast komisch.«

»Das ist nicht witzig, Bob. Ich war im Knast, verdammt noch mal!«

»Ja, okay. Und du weißt ja, Carl, wie wichtig du mir bist und wie sehr ich dir helfen will. (*Unterstützung*) Aber komm schon. Erst ruft unsere alte Dame dich an und sagt zum zigsten Mal, sie hätte Schmerzen in der Brust und läge im Sterben, und du müsstest sofort kommen und sie auf dem schnellsten Weg ins Krankenhaus bringen. Und dann stehst du vor ihrer Tür, und sie sagt, sie könne aber noch nicht los, erst müsse sie noch ihr Make-up auftragen und die Ohrringe finden, die sie verlegt hat. Und nein, bloß nicht den Krankenwagen rufen, von der Sirene kriegt sie Kopfschmerzen! Und außerdem sollen die Nachbarn nicht denken, dass sie krank sei. Du bist also so genervt, dass du in die Kneipe gehst. Und dort legst du dich dann prompt mit einem Schrank von einem Typen an, der doppelt so groß ist wie du. Worauf die Polizei anrückt, und denen kommst du dann auch noch mit flotten Sprüchen. Und dann … was hast du denen noch mal gesagt?«

»Na ja, ich habe gesagt: Ich sehe die Knarre, den Schlagstock und den Taser, aber nur zwei Bullen? Wo ist der Panzer?«

»Der war gut!«

»Das kannst du laut sagen. Ich bin schon taff. Ich habe die Fäuste hochgehalten, als wären wir im Ring. Sie haben nur gelacht.«

»Muss zum Piepen gewesen sein. Ich glaube, Mom sucht noch immer nach ihren Ohrringen.«

Beide lachen.

»Aber mal im Ernst«, sagte Bob, »lass dich von Mom nicht so aus dem Konzept bringen. Wenn Mom dich mal wieder zur Weißglut treibt, ist es doch viel besser, wenn du mit mir darüber lachst, als wenn du dich volllaufen lässt und dich selbst in Schwierigkeiten bringst, nur weil sie wieder mal meint, sie wäre kurz vorm Abnippeln!« (*Wahrheit*)

In diesem Fall konnte Bob seine in langen Jahren gewachsene Beziehung zu seinem Bruder nutzen, um Carls Verzweiflung zu zerstreuen. Zunächst einmal signalisierte er *Unterstützung* und *Mitgefühl*, sodass sich Carls Stimmung schon etwas hob, bevor er ihm später die *Wahrheit* unterjubelte.

Was Sie besser nicht sagen

In Verbindung mit Borderline können Worte eine große Rolle spielen. Im Mittelpunkt der bislang vorgestellten Techniken für den Umgang mit den Borderline-typischen Herausforderungen stand, was man sagen sollte. Wichtig ist aber auch, sich dessen bewusst zu sein, was man nicht sagen sollte – weil man sonst vielleicht nur Öl ins Feuer gießt. Borderliner können sehr sensibel sein und intuitiv eine Menge registrieren. Deshalb ist Vorsicht geboten damit, wie Sie Ihre Reaktionen formulieren.

- *Vermeiden Sie Abwertungen.* Ein flapsiger Kommentar zu einem dramatischen Ausruf, etwa ein dahingeworfenes: »Mensch, das ist doch bekloppt« führt schnell zu einer Antwort wie: »So, jetzt hältst du mich also für bekloppt?« Von da an gibt es kein Halten mehr. Jedes Wort wird Ihnen dreimal im Mund umgedreht, was davon ablenkt, sich mit den eigentlichen Themen zu befassen. Wählen Sie Ihre Worte also mit Bedacht.
- *Vermeiden Sie es, den Standpunkt der Borderline-Persönlichkeit direkt in Frage zu stellen.* Der Wahrnehmung von Borderlinern spontan zu widersprechen, öffnet nur Tür und Tor für weitere Konflikte. Aussagen wie: »Aber so war es doch gar nicht« oder »So habe ich das

nicht gesagt« bewirken womöglich eher Frustration als Klärung.

- *Ziehen Sie die Reaktion der Borderline-Persönlichkeit nicht ins Negative.* Ein Streit darüber, wie heftig die Reaktion Ihres Gegenübers ausgefallen ist, lenkt nur vom Wesentlichen ab. Zu sagen: »Ist doch keine große Sache« oder »Jetzt krieg dich mal wieder ein« werden nur zu einer empathielosen Debatte führen, die in die Anschuldigung mündet: »Du verstehst mich einfach nicht!«
- *Entziehen Sie sich nicht Ihrer Verantwortung.* Versuche, Ihre Frustration über die Situation zu verwässern, indem Sie sagen: »War doch nur Spaß« oder »Das habe ich doch gar nicht so gemeint« werden danach klingen, als wollten Sie die Schuld dem Borderliner aufbürden. Damit wiederum gießen Sie nur weiter Öl ins Feuer. Besser ist es, sich bei Bedarf einfach für die Bemerkung oder Verhaltensweise zu entschuldigen, die Ihr Gegenüber gekränkt hat.
- *Lügen Sie nicht.* Wenn eine Lüge aufgedeckt wird, untergräbt das die Glaubwürdigkeit und das Vertrauen insgesamt. Betonen Sie Ihre *Unterstützung* und Ihr *Mitgefühl*, wenn Sie so behutsam wie möglich die *Wahrheit* darlegen.
- *Vermeiden Sie den Eindruck von Unaufrichtigkeit oder Mitleid.* »Du tust mir ja so leid«; »Du Ärmste«; »Ich weiß genau, wie du dich fühlst« sind Sprüche, die es tunlichst zu vermeiden gilt.
- *Vergleichen Sie Ihre Erfahrungen nicht mit denen Ihres Gegenübers. Mitgefühl* zum Ausdruck zu bringen, bedeutet, die Erfahrung der Borderline-Persönlichkeit zu würdigen. Und diese ist einzigartig und nur die ihre. Es geht hier nicht um Sie. Aussagen wie »Das ist mir auch schon passiert« oder »Was ich durchgemacht habe, ist genauso schlimm« werden als Abtun des Erlebten ankommen.
- *Vermeiden Sie zu signalisieren, dass Sie das Problem »mal eben« ganz locker lösen könnten.* Eine Lösung vorzuschlagen, die Ihnen offensichtlich scheint und mit der sich das Problem erledigen dürfte, wird in der Regel zurückgewiesen werden und kann die Frustration Ihres Gegenübers sogar noch vergrößern. Ein solcher Vorschlag (»Gut, warum rufst du deine Freundin nicht einfach an, sagst ihr, dass es

dir leidtut, und bringst ihr einen Blumenstrauß mit? Hat bei mir noch immer funktioniert«) dürfte der Borderline-Persönlichkeit arrogant vorkommen und so wirken, als machten Sie es sich zu leicht. In der Regel hat sie schließlich bereits vieles von dem, was Sie vorschlagen, in Betracht gezogen. Ohne solideres Fundament und die entsprechende *Unterstützung* fühlt sie sich jedoch vielleicht nicht in der Lage, es umzusetzen.

Was Sie tun können

Vorbereiten: Die Situation vorher durchspielen

Vorbereitung kann überaus hilfreich sein. Spielen Sie vorher durch, was Sie sagen könnten und was Ihr Gegenüber dann sagen oder tun wird. Versuchen Sie, diverse Szenarien zu antizipieren.

Frank wusste, dass Alice aufgebracht sein würde. Er hatte den Rettungsdienst angerufen, nachdem sie ihm gebeichtet hatte, eine Überdosis ihres Antidepressivums geschluckt zu haben. Sie hatte sich gegen die Rettungssanitäter gewehrt, die sie ins Krankenhaus brachten. Als er sie dort besuchte, war sie noch immer wütend auf ihn, weil er den Notruf gewählt hatte. Nachdem sie zwei Tage in der Klinik verbracht hatte, stand ihre Entlassung an und Frank war im Begriff, sie abzuholen. Er wusste, Alice würde die Sache mit der Überdosis kleinreden und ihm vorwerfen, er hätte überreagiert. Unterwegs spielte er also in Gedanken durch, wie er mit ihr umgehen sollte.

Er war darauf vorbereitet, sich nicht in einen wütenden Schlagabtausch hineinziehen zu lassen. Auch angesichts ihres Geschreis würde er weiter mit gedämpfter Stimme sprechen. Er würde sie nicht unterbrechen, sondern Alice erlauben, Dampf abzulassen. Frank machte sich darauf gefasst, dass sie defensiv reagieren würde. Er hatte sich *SET*-Antworten zurechtgelegt: »Ich weiß, dass du wütend bist auf mich, aber ich bin einfach froh, dass du dich besser fühlst.« (*Unterstützung*) »Du musst ziemlich durch den Wind gewesen sein, als du die Tabletten geschluckt hast. Und dein Klinikaufenthalt war anscheinend auch ziemlich heftig für dich.« (*Mitgefühl*)

Mit dem Wahrheitsaspekt wollte Frank warten, bis Alice sich etwas beruhigt hätte. Er könnte ihr dann erklären, dass die Überdosis ihm Angst gemacht hatte, und dass er alles Menschenmögliche tun würde – selbst wenn sie sich darüber aufregen würde –, um zu verhindern, dass sie in Gefahr komme.

Nehmen Sie Ihre eigenen Gefühle wahr und akzeptieren Sie sie

Sie sind auch nur ein Mensch. Sie werden manchmal frustriert sein. Sie werden wütend werden. Darauf können Sie sich verlassen. Versuchen Sie nicht, sich vor diesen Gefühlen zu verstecken, wenn sie auftauchen. Nehmen Sie sie einfach wahr und tun Sie Ihr Bestes, die Impulse zu zügeln.

Wenn Sie sich dabei ertappen, laut zu werden, versuchen Sie, wieder herunterzukommen und sprechen Sie leiser.

Nehmen Sie wahr, wie Ihre Muskeln sich anspannen, wenn Sie sich aufregen, und versuchen Sie, diese zu entspannen.

Atmen Sie bewusst. Wenn die Emotionen hochkochen, nehmen Sie Ihre Atmung wahr und atmen Sie langsamer.

Wenn es sein muss, entfernen Sie sich aus der Situation.

Frank fiel es manchmal schwer, sich zu beherrschen, wenn Alice sich in ihre Wut hineinsteigerte oder wenn sie von ihm verlangte, ihr das zu geben, was sie haben wollte. Wenn er sich dabei ertappte, die Stimme zu erheben und sich ständig zu wiederholen, wusste er, dass er sich jetzt zurückziehen und eventuell fällige Entscheidungen vertagen musste. Absehbar war für ihn auch, dass Alice ihn dann beschuldigen würde, er sei ein Feigling und würde vor ihren gemeinsamen Problemen davonlaufen. Also nahm er diese Reaktion vorweg:

»Ich brauche wirklich erst einmal etwas Abstand. Ich weiß, dass du wütend bist (*Mitgefühl*), und ich will das auch wirklich mit dir regeln. (*Unterstützung*) Aber jetzt gehe ich erst einmal eine Runde Spazieren. Ja, ich weiß, dass du jetzt sagen wirst, ich laufe weg. Aber wenn ich bleibe, werde ich nur wütend und meine, mich verteidigen zu müssen. Dann regen wir uns alle beide nur noch mehr auf, und das bringt uns auch nicht weiter. (*Wahrheit*) Befassen wir uns doch erst dann weiter mit dieser Sache, wenn ich mich beruhigt habe.«

Hinterlassen Sie bei räumlicher Trennung ein Übergangsobjekt

Ein Übergangsobjekt kann eine sehr simple und doch wirksame Möglichkeit sein, die Ängste der Borderline-Persönlichkeit zu mildern und das Band zwischen Ihnen zu stärken.

Nach seiner Scheidung vermisste Martin die besonderen Zeiten, die ihm mit seiner Tochter – mittlerweile ein Teenager – kostbar gewesen waren. Beide vermissten ihre häufigen Gespräche vor dem Schlafengehen über die Schule, ihre Freundinnen und ihre neueste Flamme. Er schlug ihr vor, sie solle doch ein Bild von ihm auf den Nachttisch stellen, das ihr besonders gefiel. Und er würde das Gleiche mit ihrem Bild machen. Außerdem suchten sie sich einen besonders hellen Stern aus, auf den sie jede Nacht vor dem Zubettgehen blicken würden, um sich einander näher zu fühlen.

Empfehlen Sie Alternativen zu destruktiven Verhaltensweisen

Tagebuchschreiben kann Frustration gegenüber anderen abbauen und verhindern, dass Impulsen nachgegeben wird, die man später bereut.

An die Stelle eines Hangs zur Selbstschädigung können Handlungen treten, die weniger Schaden anrichten. Bei derartigen Alternativen wird der sonst mit Selbstschädigung verbundene Schmerz durch einen unangenehmen, aber weniger destruktiv wirksamen Reiz ersetzt, etwa sich sportlich auszupowern bis zur Erschöpfung,

Trommeln, Eiswürfel in den Händen halten, die Haut mit Filzstift oder Textmarker bemalen.

Einige der in diesem Kapitel skizzierten Strategien in Kombination mit SET-UP anzuwenden, dürfte Ihnen helfen, ein produktives Miteinander mit geliebten Menschen aufrechtzuerhalten. Außerdem umgehen Sie und reagieren Sie so auf die Hindernisse, die eine offene Kommunikation mit Ihrem Borderline-Gegenüber erschweren. Im nächsten Teil dieses Buches geht es um weit verbreitete, vertraute Dilemmata rund um die Borderline-Persönlichkeitsstörung. Die in den vorangegangenen Kapiteln beschriebenen Techniken können Ihnen helfen, sinnvoll mit diesen umzugehen.

TEIL 2

HERAUSFORDERUNGEN BEIM UMGANG MIT BORDERLINE

4. Das No-Win-Dilemma: Wie man es macht, ist es verkehrt

Eines der schwierigsten Kommunikationshindernisse beim Umgang mit Borderlinern kommt in Situationen auf, in der jede Ihrer Reaktionen aus Sicht Ihres Gegenübers die falsche ist. Zum Beispiel können Sie bei der Beantwortung der Frage: »Macht mich dieses Kleid schlank?« nur verlieren. Wenn Sie antworten: »Ja, das Kleid macht dich tatsächlich schlank«, kommt wahrscheinlich zurück: »Ach so, du findest mich also *doch* zu dick!« Und wenn Sie dann antworten: »Nein, nein, du siehst gut aus«, dürfte so etwas kommen wie: »Dir ist es also eigentlich egal, wie ich aussehe!«

In diesem Kapitel wollen wir untersuchen, wie man mit solchen Konfrontationen umgehen kann, bei denen man immer den Kürzeren ziehen wird. Diese Zwickmühlen, es dem Gegenüber gar nicht recht machen zu *können*, gehören zu den frustrierendsten Erfahrungen in der paradoxen Welt der Borderline-Betroffenen.

Der Kobayashi-Maru-Test

Das trudelnde Identitätsgefühl der Borderline-Persönlichkeit ist der Nährboden für fortwährende Widersprüche. Ihre Unklarheit im Hinblick darauf, was sie braucht, ist verwirrend. Und obwohl sie es Ihnen vielleicht aufbürdet, ihr zu geben, was sie braucht, reagiert die Borderline-Persönlichkeit eventuell mit Abwehr oder Widerspruch, selbst wenn sie genau das bekommt. Das kann dann so aussehen:

- In einer Paartherapiesitzung wandte sich Mary unter Tränen ihrem Ehemann Ray zu und rief aus: »Nie zeigst du mir Zärtlichkeit! Ich brauche eine Umarmung!« Ray erhob sich daraufhin und nahm sie in den Arm, worauf sie sich ihm entwand und dabei ausrief: »Autsch! Du drückst mich zu fest!«
- Nachdem er ein paar Minuten mit Angela telefoniert hatte, fiel Marcel auf, dass sie etwas lallte. Als er sie darauf ansprach und sagte, dass er sich Sorgen mache, gestand sie, dass sie ein paar Schlaftabletten zusätzlich genommen habe. Alarmiert kündigte Marcel an, er würde jetzt den Notarzt rufen und bei ihr vorbeischauen. Angela wurde daraufhin fuchsteufelswild und fauchte ihn an, sie wolle einfach nur ins Bett, und wenn er vorbeikäme oder Hilfe holen würde, würde sie nie wieder mit ihm reden.

Mit den widersprüchlichen Gefühlen Ihres Gegenübers umzugehen, kann sich wie ein Wettkampf anfühlen, den man unmöglich gewinnen kann. Ich habe diese No-Win-Situationen an anderer Stelle schon den Kobayashi-Maru-Test genannt, in Anlehnung an ein fiktives Übungsszenario aus dem *Star-Trek*-Universum, bei dem in einer computeranimierten Schlachtensimulation die Charakterstärke der Kadetten getestet wird. Die Simulation ist nämlich so manipuliert, dass jede Maßnahme, gleich welche, zum Untergang führt. (Captain Kirk löst dieses Problem, indem er das Computerprogramm heimlich neu verkabelt, bevor er die Prüfung antritt.)

Die schwarzweiße Welt der Borderline-Persönlichkeit

Hilflosigkeit, rasende Wut und auf Unsicherheit zurückgehende Verlassensängste – all das sind Faktoren, die zu dem Borderline-typischen Verhalten führen können. Das Schwarzweißdenken der Betroffenen erschwert es ihnen, sich in ihrem Handeln auf einen stringenten Kurs festzulegen. Angesichts eines Weltbilds, das von Extremen bestimmt ist, tut sich Ihr Gegenüber schwer, sich für eine Seite zu entscheiden, da jede Seite ihre Widersprüche in sich trägt. Nimmt die Borderline-Persönlichkeit etwas wahr, das nicht perfekt ist, ist die Katastrophe komplett. Was eben noch ganz wunderbar war, kann jederzeit zu etwas durch und durch Schrecklichem mutieren. Ihr Verhalten und ihre Worte decken sich nicht miteinander. Alle vorgeschlagenen Lösungen werden abgelehnt. Eventuell wechselt Ihr Gegenüber sogar immer wieder die Seiten und nimmt die genau entgegengesetzte Position ein, um dem, was Sie einbringen, Paroli zu bieten. Borderline-Betroffene verlangt es nach unkomplizierten Lösungen. Das alles kann sich negativ auf Ihre Beziehung auswirken.

Aufgrund ihres Zorns und ihrer Frustration gibt die Borderline-Persönlichkeit dem, was sie als Ihre Verantwortung für die angespannte Beziehung betrachtet, oft einen negativen Anstrich. So nimmt Ihr Gegenüber Sie, und nicht sich selbst, als »den Bösen« wahr. Dieser oft unbewusst ablaufende Prozess ist ein Beispiel für projektive Identifikation. Wie im vorherigen Kapitel beschrieben, basiert dieser Schutz- und Abwehrmechanismus auf dem Hang von Borderlinern zur Spaltung. Damit ist eine extreme Polarisierung in der Wahrnehmung von Menschen und Situationen gemeint: sie sind entweder durchgehend gut oder durch und durch schlecht. Bei der projektiven Identifikation leugnet die betroffene Person ihre eigene Unzufriedenheit und projiziert sie auf ihr Gegenüber. Daran anschließend werden Ihre Kommentare dann so manipuliert, dass sie Ihre angeblich feindselige Beziehung zur Borderline-Persönlichkeit untermauern. Wenn Ihre Frustration daraufhin immer weiter zunimmt und Sie laut werden, kann Ihr Gegenüber, das nicht zu seiner eigenen Wut und seinem eigenen Ärger stehen kann, mit Unschuldsmiene verkünden: »Siehst du, ich wusste doch gleich, das du auf mich wütend bist!« So wird die Wahrnehmung aufrechterhalten, dass das Problem bei *Ihnen* läge und dass die Borderline-Persönlichkeit nicht die geringste Schuld trifft.

Die Verflechtungen einer Welt, in der diffuse Grautöne dominieren, sind für viele von uns frustrierend. Alles oder nichts scheint da oft verlockender. In Kindergeschichten zum Beispiel wird Uneindeutigkeit vermieden. Die Guten tragen Weiß. Die Bösen tragen Schwarz. Mit zunehmender Reife lernen die meisten von uns allerdings, mit einer Welt zurechtzukommen, in der man Situationen nicht nur anhand der Kleiderfarbe beurteilen kann. Menschen mit Borderline-Persönlichkeitsstörung fällt diese Entwicklung, die uns weg von einer simplen kindlichen Weltsicht führt, viel schwerer.

Der Umgang mit No-Win-Szenarien

Ein wesentlicher Bestandteil des erfolgreichen Umgangs mit dem Dilemma, dass alles, was Sie tun und sagen können, für Ihr Gegenüber das Falsche ist, besteht darin, überhaupt zu begreifen, dass Sie gerade in ein Kobayashi-Maru-Szenario verwickelt sind. Die UP-Komponente (*Verständnis und Beharrlichkeit*) von SET-UP kann Sie beim Umgang mit Borderline-Betroffenen unterstützen. Haben Sie die Situation erst einmal erfasst, dämmert Ihnen vielleicht die Erkenntnis, dass die perfekte Reaktion oft die ist, gar nicht zu reagieren, da Ihr Gegenüber damit unter Umständen vollkommen zufrieden ist.

Wenn alle sich anbietenden Reaktionen nur noch zusätzlich Öl ins Feuer gießen, ist Rückzug angesagt. Sobald Sie sich dabei ertappen, mehr als zweimal den gleichen Vortrag zu halten, und das Gefühl haben, mit der Wand zu reden, sollten Sie diese Taktik fallenlassen. Wenn ungefilterte Wahrheitsaussagen zu No-Win-Reaktionen führen, müssen Sie sich etwas anderes einfallen lassen.

- Sie können das Drängen Ihres Gegenübers in andere Bahnen lenken, indem Sie zunächst einmal die Meinung des anderen abfragen: »Ich bin nicht sicher, wie ich dazu stehe. Was meinst du?«
- Sie können die Hinhaltetaktik wählen: »Tut mir schrecklich leid. Ich habe dafür jetzt gerade keinen Kopf. Dazu bin ich viel zu sehr mit (dieser Aufgabe, jenem Projekt) beschäftigt. Ich muss dich zurückrufen oder später wieder auf dich zukommen.«

Mit einer tüchtigen Prise *Unterstützung* und *Mitgefühl* versehen, können Sie eine größere Portion *Wahrheit* einfließen lassen, indem Sie Ihr Dilemma – das Sie tun können, was Sie wollen, es ist nie das Richtige – anerkennen und erklären und anschließend eine vielleicht unvollkommene Lösung vorschlagen: »Liebling, ich verstehe, wie wichtig dir die Familie ist und wie sehr du dich bemühst, die Verbindung mit ihr aufrechtzuerhalten. (*Mitgefühl*) Und ich will dich unterstützen, wo immer ich kann. (*Unterstützung*) Aber einmal, als deine Schwester dich heruntergemacht hat, warst du stocksauer auf mich, weil ich dich in Schutz nahm, und einmal total wütend, weil ich nichts dazu sagte. Da ich fürchte, dass du dich über die Situation und über mich doch nur aufregen wirst, egal, was ich mache, denke ich mir, ich ziehe mich nach ein bisschen Smalltalk zur Begrüßung einfach mit irgendeiner Entschuldigung zurück. (*Wahrheit*) Ist das für dich okay?«

Ein letzter Punkt noch: Sie werden es hinnehmen müssen, dass Borderline-Betroffene manchmal nicht anders können, als wütend und verletzt zu sein. Und vielleicht geben Sie ja die Zielscheibe ab, auf die sich diese Gefühle am gefahrlosesten projizieren lassen. Versuchen Sie, in einer solchen Situation die Geduld zu bewahren und nicht der Versuchung zu erliegen, sich zu erklären beziehungsweise Anschuldigungen abzustreiten oder gegen Übertreibungen anzugehen. Hüten Sie sich möglichst davor, in die Projektions-Identifikations-Falle hineinzutappen: den Zorn des Gegenübers in Ihrem eigenen zu spiegeln. Am besten ist es vielleicht, die ganze Aufregung aufzufangen, ohne Verteidigungsversuche zu starten.

Ein No-Win-Partner-Dilemma

Das im Folgenden skizzierte Paar demonstriert die Entstehung einer No-Win-Kommunikation:

> Als Stella nach ihrer Juravorlesung nach Hause kam, sah sie zu ihrer Überraschung, dass Owens Wagen schon im Carport stand. Als sie ins Haus trat, saß Owen dort schluchzend im Dunkeln. »Owen! Alles okay bei dir? Fühlst du dich nicht gut?« Sie eilte zum Tisch hinüber und setzte sich zu ihm. »Was ist los?« »Ich habe es nicht mehr ausgehalten. Bill ist ein solches Arschloch! Ich weiß, es ist seine Firma, und er kann tun und lassen, was er will, aber er treibt sie in den Ruin. Er hört nicht auf mich. Und ich mache da nicht mit!«
>
> Stella hatte solche Klagen schon öfter von ihm gehört. »Ja, der Typ ist ein Idiot. Aber was soll's? Daran änderst du wohl nichts«, sagte sie leichthin.
>
> »Ich habe gekündigt. Ja, genau das habe ich getan. Ich habe ihm gesagt, er soll sich verpissen und sich den Job sonst wohin stecken.« Sein Weinen wurde heftiger. »Ich weiß nicht weiter. Wir haben die Hypothek abzutragen und deine Studiengebühren zu bezahlen und … zum Teufel, ich weiß nicht, was wir machen sollen.«
>
> Stella war geschockt. »Na ja, du könntest Bill doch bestimmt anrufen und das Ganze erklären.«
>
> »Nein! Du hörst mir nicht zu!« Owen spuckte Gift und Galle. »Er ist ein Arsch! Nie im Leben gehe ich dahin zurück! Und ich bin den ganzen Programmierkram sowieso leid.«
>
> »Aber, Owen, was machen wir denn jetzt? Du hast es ja gerade selbst schon gesagt. Wir haben dieses Haus gekauft. Ich bin an der Uni …«
>
> »Ist das das Einzige, was für dich zählt? Geld? Deine ach so wichtige Juristerei?« Owens Tränen der Traurigkeit mischten sich mit Angst und Wut.

Stella spürte, wie ihre Gefühle Achterbahn fuhren, als Owen von einem Standpunkt zum anderen sprang. Zuerst verspürte sie Überraschung. Dann Mitgefühl. Dann wieder Angst. Und nun war sie im Wut-Modus.

»Owen«, sagte Stella eindringlich und versuchte dabei, ruhig zu bleiben, »wir haben Rechnungen zu bezahlen. Vielleicht könntest du dir was anderes suchen.«

»Kapierst du denn gar nichts? Mich bringen keine zehn Pferde mehr dahin zurück. Und ich glotze keine Monitore mehr an. Ist mir so was von egal. Und wenn du dir nur Gedanken machst um das schicke Haus, bei dem du so gequengelt hast, dass wir es kaufen sollen, und darum, dass du eine großkotzige Rechtsanwältin werden willst, sieh einfach zu, dass du Leine ziehst. Ich bin dir ja schließlich scheißegal.«

»Weißt du was: ich versuche nur zu helfen«, versetzte Stella pikiert, und ihre Stimme begann, sich zu überschlagen. »*Ich* habe uns ja schließlich nicht da reingeritten! Und du hast das Haus ja auch gewollt! Du hast deinen Job immer gemocht. Immer bin ich an allem schuld. Wenn du kündigen willst, in Ordnung! Dann gehe ich von der Uni ab und suche mir was.«

»Aber ja doch!«, fauchte Owen. »Nach all der Zeit, die du da schon reingesteckt hast, schmeißt du einfach hin und suchst dir 'nen Job. Und ich darf dann zu Hause rumsitzen und Däumchen drehen! Was meinst du wohl, wie ich mich dabei fühle? Wie würde das für andere aussehen? ›Armer kleiner Owen. Kann nicht für seine Familie sorgen!‹ Weißt du was: ohne mich würdest du viel besser dastehen!«

»Mensch, Owen, tu was! *Irgendwas!* Statt dich einfach nur aufzuregen und dir selbst leidzutun.«

»Ich habe es dir doch gesagt: Ich weiß nicht, was ich tun soll! Hör auf, mich zu nerven! Lass mich einfach in Ruhe!«

Das SET-Verfahren beim Umgang mit dem No-Win-Partner-Dilemma

Die Klippen zu umschiffen, die überall auftauchen, wenn Sie es dem anderen partout nicht recht machen können, kann ein gefährliches Unterfangen sein. Ihr Borderline-Gegenüber droht womöglich mit destruktiven Verhaltensweisen und verlangt gleichzeitig, in Ruhe gelassen zu werden. Wenn Sie mit einer Krise konfrontiert sind, kann es unter anderem helfen, die Widersprüche in den Gefühlen Ihres Gegenübers zu beleuchten und ihm zu versichern, dass Sie so reagieren werden, wie es am angemessensten, am logischsten ist (dieses Mal Prinzip Mr. Spock!). Sie können darauf hinweisen, dass gerade gegensätzliche Botschaften bei Ihnen ankommen, und erklären, dass Sie auf die Botschaft reagieren werden, die zeigt, dass ihm da wirklich etwas am Herzen liegt.

In der No-Win-Situation, in der Stella mit Owen feststeckt, wehrt er sich gegen jedes Bemühen ihrerseits, aktiv einzuschreiten. Aber wenn sie das SET-Modell im Hinterkopf behalten kann, könnte es ihr gelingen, einen vorteilhafteren Umgang mit dieser Interaktion zu finden. Hier ein SET-Ansatz, wie sie mit Owen kommunizieren kann, nachdem klar geworden ist, dass er gekündigt hat.

> STELLA: »Lieber Himmel, Owen! Du musst dich ja furchtbar fühlen!« (*Mitgefühl*)
> OWEN: »Na klar fühle ich mich mies! So ein Blödsinn. Wir stecken ja echt in der Scheiße. Wie sollen wir jetzt unsere Rechnungen bezahlen? Ich weiß nicht weiter. Ich weiß nur, dass ich nicht in die Firma zurückgehe. Warum lässt *du* dir nicht was einfallen, bitte sehr?«
> STELLA: (durch sein Auskeilen in ihre Richtung verletzt, aber entschlossen, sich nicht zu verteidigen) »Ich mache mir Sorgen um dich und will dir helfen. (*Unterstützung*) Wir kriegen das schon hin.«
> OWEN: »Aber sicher doch. Was willst du von mir? Dass ich Bill anrufe und ihn anbettele, dass er mich wieder einstellt? Vergiss es!

Vielleicht wird es Zeit, dass die Prinzessin hier aus ihren Träumen erwacht. Vielleicht brauchst du ja nicht an deiner Schickimicki-Juristenschmiede zu studieren. Vielleicht müssen wir zusehen, dass wir dieses blöde Haus abstoßen, das du gewollt hast.«

Anfangs ist Stella versucht, wieder in Verteidigungshaltung zu gehen, aber sie merkt schnell, dass das nur ein Nebenschauplatz wäre und beide davon ablenken würde, die Krise zu stemmen. Außerdem würde es die projektive Identifikation befördern und aus ihr selbst irgendwann eine wutentbrannte Kontrahentin machen.

STELLA: »Aha, das alles ist also jetzt *mein* Fehler … Owen, ich liebe dich. Ich will einfach nur helfen.« (*Unterstützung*)
OWEN: (lässt die Unterstützungsbotschaft nicht an sich heran) »Du hast ja keine Ahnung, wie es ist, für diesen Idioten zu arbeiten. Tagein, tagaus. Nur damit die Kasse klingelt. Schließlich bin *ich* ja derjenige, der immer unter Druck stand, unseren Lebensunterhalt zu verdienen, während du an der Uni warst. Du wirst nie verstehen, wie das für mich war.«
STELLA: (ihr *Mitgefühl* unterstreichend) »Ich kann mir wohl kaum vorstellen, wie schlimm das für dich gewesen sein muss. Dass es so weit gekommen ist, dass du ihm schließlich gesagt hast, er kann dich mal und einfach gegangen bist … Dazu musst du heute ganz schön wütend gewesen sein. Ich weiß, dass sich da schon lange etwas zusammengebraut hat.«
OWEN: (beginnt zu weinen) »Ich habe es einfach nicht mehr ausgehalten.«
STELLA: »Was meinst du, was wir tun sollten?« (*Wahrheit*)
OWEN: »Ich weiß es nicht, und es kümmert mich nicht. Lass mich doch in Ruhe! Ich habe auch so gerade schon genug an der Backe.«
STELLA: »Ich versuche doch nur … «
OWEN: (die Mitgefühlsbotschaft kommt nicht bei ihm an) »Hör mir mal gut zu: dein Genörgel hilft mir auch nicht weiter. Dir geht es nur

um dein Studium, und ich bin lediglich der, der den Spaß bezahlt.«

STELLA: (kombiniert *Unterstützung* und *Mitgefühl*) »Owen, ich liebe dich. Ich weiß durchaus, dass es ein hartes Jahr für dich gewesen ist. Ich spüre wohl, dass du mich von dir wegstößt, aber wir wissen auch, dass das eine Sache ist, die wir gemeinsam durchstehen müssen. Lass uns also reden.«

OWEN: »Reden? Ich weiß nicht, was ich da groß sagen soll. Ich weiß nicht, was ich tun kann. Du kannst mir nicht helfen. Hau doch einfach ab! Dann wärst du besser dran. Lass mich bloß in Frieden!«

STELLA: »Ich kann sehen, dass du dich über alles aufregst und auf alles wütend bist, auch auf mich. (*Mitgefühl*) Aber du und ich haben schon ganz andere schwierige Zeiten durchgestanden. Es wäre nicht das erste Problem, das wir durchstehen, und auch hiermit kommen wir irgendwie klar.«

OWEN: »Ich weiß nicht, was du von mir willst.«

STELLA: »Ich will, dass du weißt, dass ich dich liebe und dass ich nicht irgendwohin abhaue. (*Unterstützung*) Ich bleibe bei dir, und zusammen überlegen wir uns dann den nächsten Schritt – wie wir das immer tun. Lass uns erst einmal eine Pause einlegen und zu Abend essen. Danach können wir uns zusammensetzen und uns etwas überlegen. Es gibt schon so einiges, was ich von meiner Seite tun kann. Ich kann zusehen, ob mir ein Teil der Studiengebühren erlassen wird, ich könnte vielleicht einen Hiwi-Job an der Uni annehmen oder sogar ein Urlaubssemester beantragen. Und vielleicht gibt es auch einiges, was du dir von deiner Seite her überlegen könntest. (*Wahrheit*) Aber lass uns erst einmal essen. Ich habe Hunger.«

Beachten Sie, dass Stella schon früh erkannt hat, dass sie Owen in dieser Krisensituation nicht zu offen mit *Wahrheits*-Überlegungen konfrontieren kann. Aber gleichzeitig wollte sie auch nicht bei seiner Realitätsverleugnung mitmachen und nicht mit ihm auf die Wutschiene gehen. Ihr Kompromiss bestand darin, ihre *Unterstützung* für ihren Mann und ihr *Mitgefühl* mit ihm zu betonen, aber auch darauf zu bestehen, dass irgendwann – zu einem Zeitpunkt, zu dem sich die akute Aufregung um die Ereignisse gelegt hat – der Wahrheitsaspekt der Situation angesprochen werden muss.

Der No-Win-Notfall

Gewalt gegen andere tritt bei der Borderline-Persönlichkeitsstörung relativ selten auf, häufiger jedoch kommt es zu angedrohter Selbstschädigung und Suiziddrohungen. In einigen Situationen kann man in eine hitzige Konfrontation geraten, die lebensbedrohliche Ausmaße erreicht.

Tom ging seit mehr als einem Jahr mit Harry aus. Tom, Anwalt in einer prominenten Kanzlei, hatte nie ein offizielles »Coming Out« gehabt. Harry, der gerade an seiner Dissertation schrieb, hatte gegenüber seinem Freundeskreis und seiner Familie mit 16 kundgetan, dass er schwul sei, und fühlte sich damit akzeptiert. Harrys vielfältige Talente, seine Begeisterungsfähigkeit, seine unverwechselbare Art und seine Abenteuerlust schlugen Tom in ihren Bann. Harry wiederum fühlte sich von Toms Intelligenz, Unabhängigkeit und Selbstdisziplin angezogen. Doch es gab gewisse Punkte, die Tom an Harry als kindischen Hang zum Dramatisieren wahrnahm und die Harry an Tom erzkonservativ fand. Daran drohte die Beziehung mehrfach zu scheitern. Mehrmals trennten und versöhnten sie sich.

Ihre neueste Trennung jedoch schien gravierender. Tagelang versuchte Tom erfolglos, Harry zu erreichen. Fünf Tage später meldete sich Harry schließlich. In unzusammenhängenden Sätzen berichtete er, dass er eine Überdosis Schlaftabletten genommen hätte und dass er Tom anrufe, um ihm Lebewohl zu sagen. Er wolle, dass die letzten Worte, die er hören würde, Worte von Tom wären.

Von Angst gepackt, sagte Tom ihm, er würde jetzt auflegen, um den Notruf zu wählen. Harry sperrte sich dagegen. Wenn er nicht in der Leitung bliebe, sagte er zu Tom, würde er das Haus verlassen und irgendwo draußen, fernab von jeder Hilfe, abwarten, bis die Tabletten Wirkung zeigten.

»Wenn ich dir wirklich etwas bedeute, respektierst du meine Wünsche. Wenn nicht, bestätigt es nur mal wieder, dass unsere Beziehung eine Farce ist«, versetzte Harry. Tom wusste aus früheren Gesprächen, dass es nichts bringen würde, wenn er Argumente gegen einen Selbstmord vortragen oder irgendwelche beruhigenden Zusicherungen machen würde, schon gar nicht jetzt, da Harry unter dem Einfluss der Tabletten stand.

Das SET-Verfahren beim Umgang mit einem No-Win-Notfall

In dem obigen Szenario fand Tom sich in der extremsten Form einer No-Win-Situation wieder. Was konnte er tun? Was *sollte* er tun? Oberste Priorität hatte für ihn natürlich, schleunigst das zu tun, was dieser Notfall erforderte. Während er also weiter mit Harry telefonierte, lief er zur Wohnung seines Nachbarn, kritzelte auf einen Zettel, was gerade geschah, und bat den Nachbarn, einen Krankenwagen zu rufen und ihn zu Harrys Adresse zu schicken. Tom sorgte dafür, dass Harry weiter am Telefon blieb, und gab ihm immer wieder Anlass, weiterzureden, wodurch der Krankenwagen Zeit gewann, um dort einzutreffen. Als Harry merkte, dass der Rettungsdienst vor seiner Tür stand, wurde er wütend, und Tom, der wusste, dass jetzt Hilfe eingetroffen war, nutzte die Gelegenheit, um zum SET-Modus zu wechseln.

»Harry, du weißt, wie sehr ich dich liebe. Ich werde alles tun, was in meiner Macht steht, um dir zu helfen. (*Unterstützung*) Ich verstehe, dass du wohl furchtbar leidest, sonst würdest du nicht so weit gehen. Du würdest dich nicht weigern, noch eine Zukunft für dich zu sehen, und hättest nicht das Gefühl, dass dir nichts anderes übrigbleibt, als deinem Leben ein Ende zu setzen. (*Mitgefühl*)

Du musst verstehen, dass in diesem Moment irgendetwas geschehen musste, Harry. Du hast gesagt, wenn ich Hilfe rufen würde, hieße das, du seist mir egal. Aber hätte ich dich einfach tatenlos sterben lassen, würde das doch tatsächlich zeigen, dass du mir nicht wirklich etwas bedeutest. Beides wäre falsch gewesen und hätte Gleichgültigkeit bedeutet. Also habe ich auf die für mich einzig vernünftige Weise reagiert und Hilfe geholt. Ich verstehe, dass du auf mich wütend bist. Aber Hauptsache ist, du lebst, dann können wir rational entscheiden, was wir machen.« (*Wahrheit*)

In diesem Moment kamen die Rettungssanitäter herein. Harry wurde ins Krankenhaus gebracht, wo er wieder auf die Beine kam. Später versöhnten sich Harry und Tom wieder.

In dieser No-Win-Krise hatte Tom keine Zeit für Hinhaltetaktiken, er konnte auch nichts aufschieben. Er erläuterte Harry die *Wahrheit* (dass keine der beiden Möglichkeiten annehmbar gewesen wäre und dass es eindeutig Vorrang hatte, Harrys Leben zu retten), um mitfühlend und vernünftig zu rechtfertigen, warum er sich so entschieden hatte.

Das Szenario, bei dem alles, was man macht, in den Augen des Gegenübers verkehrt ist, beobachtet man im Umgang mit Borderlinern häufig. Wenn Sie als Gegengewicht dazu, ganz praktisch die *Wahrheit* darzulegen, ein gerütteltes Maß an *Unterstützung* und *Mitgefühl* einbringen, können Sie damit den natürlichen Hang Ihres Gegenübers auszuhebeln versuchen, wütend und abwehrend zu reagieren.

Was Sie tun können

Versuchen Sie nicht, die No-Win-Situation auf jeden Fall zu lösen

Anders als Captain Kirk können Sie nicht das ganze System neu verkabeln, da das System hier eine Person ist, kein Computer. Und diese Person, die Ihnen so wichtig ist, wird mitunter zwar eine Reaktion verlangen, aber mit keiner zufrieden sein. Den Forderungen Ihres

Gegenübers auszuweichen, funktioniert nicht immer, und Sie fühlen sich vielleicht unter Zugzwang und genötigt, auf sein Anliegen unmittelbar einzugehen. Hier hilft nur eines: akzeptieren, dass es vielleicht keine zufriedenstellende Antwort gibt, und sich mit der Reaktion anfreunden, die Ihres Ermessens nach die beste ist und die Sicherheit und praktische Umsetzbarkeit garantiert.

> Immer wenn Jeff zu einer Geschäftsreise aufbrach, begann Sheila zu weinen und fragte ihn aus, warum er denn wegmüsse. Jedes Mal erklärte er pflichtschuldigst die *Wahrheit*: die Reisetätigkeit gehörte zu seinem Job. Er mochte diese Arbeit. Sie war gut bezahlt. Aber keine dieser Erklärungen brachte Sheilas Tränen zum Versiegen und bewirkte, dass sie aufhörte, derart zu klammern. Als er vorschlug, sich eine Stelle zu suchen, die mit weniger Reisen verbunden wäre, wurde sie regelrecht wütend. Sie warf ihm vor, er wolle ihr die Schuld dafür in die Schuhe schieben, dass er einen Job aufgeben würde, den er liebte. Und außerdem sei er egoistisch, da er es in Kauf nähme, den bisherigen Lebensstil der beiden mit all seinen Annehmlichkeiten aufs Spiel zu setzen.
>
> Jeff wurde schließlich klar, dass er ihre Ängste nicht besänftigen konnte. Fortan ließ er in seinen Erklärungen den Wahrheitsaspekt weg, wenn er abreiste, und konzentrierte sich überwiegend auf Aussagen, die *Unterstützung* und *Mitgefühl* ausdrückten:
>
> »Ich liebe dich sehr, und ich hasse es, dich so oft zu verlassen. (*Unterstützung*) Du bist sehr tapfer, dich mit allem auseinanderzusetzen, was zu Hause so abläuft, während ich weg bin. (*Mitgefühl*) Wie immer werde ich dich jeden Abend anrufen und so schnell wie möglich wieder nach Hause kommen, damit wir diese ganz besondere Zeit miteinander genießen können.«

Jeff verkniff es sich, Sheilas Unsicherheit aus dem Weg räumen zu wollen. Er erkannte, dass seine Erklärungen nichts an ihren widersprüchlichen Standpunkten bezüglich seiner Arbeit ändern würden.

Stattdessen gab er ihr zu verstehen, dass er ihre Unsicherheit verstand und akzeptierte, und bemühte sich nach Kräften, ihr durch *Unterstützung* und *Mitgefühl* möglichst viel von ihren Ängsten zu nehmen.

Hier ein weiteres Beispiel dafür, an eine fordernde No-Win-Situation mit der Haltung heranzugehen, sie nicht beheben zu wollen:

Jedes Mal, wenn Lori Streit mit ihrem Freund Chad hatte, mit dem sie seit drei Jahren zusammen war, rief sie ihre Mutter Maude an, um dieser ihr Leid zu klagen. Lori fragte Maude dann, was sie wegen Chad machen solle, aber was Maude auch sagte, Lori regte sich auf. Wenn Maude andeutete, dass die Beziehung ihr vielleicht nicht guttat, begann Lori zu weinen und ihre tiefe Liebe zu Chad zu beteuern. Wenn Maude Chad in Schutz nahm und Loris eigene Rolle bei der Meinungsverschiedenheit hinterfragte, wurde Lori wütend und verkündete: »Dir liegt mehr an ihm als an deiner eigenen Tochter!«

Maude wurde klar, dass sie in einer No-Win-Falle saß. Sie versuchte, darauf so zu reagieren, dass sie Lori fragte, wie sie selbst darüber dachte, oder das Thema wechselte, aber Lori bestand auf einer Reaktion. Maude entschied sich für die Strategie, Lori vor Augen zu führen, dass die Situation sie als Mutter ziemlich in die Bredouille brachte, und auszuführen, wie sie wohl am besten damit umgehen könne:

»Lori, ich liebe dich. Du bist meine Tochter und für mich die absolute Nummer eins. (*Unterstützung*) Du und Chad, ihr habt eure Probleme gehabt, und das lässt dich natürlich nicht unberührt. Manchmal weißt du einfach nicht, was du machen sollst. (*Mitgefühl*) Manchmal fragst du mich ja um Rat, aber ich hatte immer wieder das Gefühl, dass ich dich damit nur noch mehr verwirre. Du hast gesagt, manchmal hättest du den Eindruck, ich dränge dich, mit ihm Schluss zu machen, und dann wieder käme es dir vor, als würde ich die Schuld bei dir suchen. Ich liebe dich und kenne Chad ja schon lange. Ich kann da nicht wirklich objektiv sein. Also werde ich nicht mehr versuchen, dir zu irgendetwas zu raten. Vielleicht könntet ihr euch ja einmal überlegen, ob therapeutische Beratung sinnvoll wäre. Der Therapeut oder die Therapeutin könnte eure Beziehung dann wirklich objektiv beurteilen.« (*Wahrheit*)

Maude schilderte, wie sie ihre Position unter solchen No-Win-Voraussetzungen erlebte, und erklärte ihre Reaktion. In diesem Fall entschied sie sich dafür, sich aus dem Konflikt herauszuhalten. Da sich die No-Win-Situation oft nicht zufriedenstellend auflösen lässt, können Sie versuchen, ihr auszuweichen oder sie zu ignorieren. Oder Sie können, wenn Sie das Gefühl haben, reagieren zu müssen, die allesamt unbefriedigenden Möglichkeiten beschreiben, die Sie für sich sehen, und kundtun, was Ihrer Ansicht nach am besten wäre. Wann immer Sie jedoch mit Wahrheitsaussagen antworten, achten Sie darauf, eine tüchtige Prise *Unterstützung* und *Mitgefühl* nicht zu vergessen.

Erkennen Sie, wann die Debatte beendet werden muss

Übertreiben Sie es nicht mit dem Erklären. Wiederholen Sie nicht immer wieder dasselbe Argument. Sie können eine unrealistische Position hinterfragen. Sie können Ihr Handeln begründen. Aber Sie müssen den Punkt erkennen, an dem die Emotionen jede Logik aushebeln. Wenn die Borderline-Persönlichkeit die Konfrontation eskalieren lässt, wenn Sie Mal um Mal dasselbe Gespräch führen, ist jede weitere Diskussion fruchtlos. Dann sollten Sie versuchen, die Debatte zu beenden, auch wenn dadurch vielleicht einige Punkte ungelöst bleiben. Die Probleme können Sie erst dann angehen, wenn die Lage sich beruhigt oder erledigt hat.

Die sechzehnjährige Kelly hatte ihrer Mutter gegenüber schon immer die Beschützerin gespielt. Cora war eine alleinerziehende Mutter und musste zwei, teilweise sogar noch mehr Jobs gleichzeitig nachgehen, um sich und Kelly durchzubringen. Sie hatte im Elternhaus häusliche Gewalt erfahren und war schon als junges Mädchen dort ausgezogen. Das Einzige, was sie als Teenager glücklich gemacht hatte, war ihre Mitgliedschaft im Schulorchester; dort spielte sie Flöte. Damit war es allerdings vorbei, als sie den Besuch der High School abbrach. Von da an fand sie hauptsächlich bei Kelly Trost.

Schon von klein auf spürte Kelly, dass ihre Mutter, die immer wieder Wutanfälle und Weinkrämpfe bekam, oft selbst eine Mutter brauchte. Kelly arbeitete hart, um in der Schule einen guten Notenschnitt zu halten, nebenbei im Haushalt mitzuhelfen und darüber hinaus einen Teilzeitjob auszuüben. Als Cora irgendwann auf ihre alte Flöte stieß, gab sie Kelly das Instrument und bestand darauf, dass sie Unterricht nehmen solle. Kelly erfüllte ihr den Wunsch zwar, hatte aber wenig Zeit zum Üben.

Als Cora dann als Nächstes insistierte, Kelly solle an einem Vorspielen für die Schulband teilnehmen, sträubte sich Kelly. In ihrer Freizeit, erklärte sie, mache sie zwar gerne Musik, einfach zur Entspannung. Sie hätte aber nicht die Zeit, bei der Band mitzumachen. Cora wurde wütend. Erst schrie sie herum, dann schmollte sie stumm. Kelly hatte das Gefühl, in ein No-Win-Dilemma verwickelt zu sein: weigerte sie sich, zu tun, was die Mutter von ihr verlangte, würde Cora weiterhin abwechselnd wütend sein und sich zurückziehen – und Kelly hätte Schuldgefühle. Ginge sie darauf ein, würde ihr weniger Zeit für sich und das Zusammensein mit Freunden bleiben.

Ein paar Wochen lang vermieden beide weitere Gespräche über das Thema. Als sie es wieder anschnitten, war die Frist für das Vorspielen vorbei. Kelly spielte zu Hause weiterhin ab und zu auf der Flöte, vor allem, wenn Cora es mitbekam. Auf Kellys Vorschlag hin besuchten sie zusammen die über das Jahr verteilten Schulaufführungen und genossen das sehr.

Kelly demonstrierte ihre Unterstützungsbereitschaft, indem sie versuchte, die besondere Bedeutung, die die Flöte für Cora hatte, zu würdigen. Ihr wurde klar, dass der Konflikt sich erledigen würde, wenn sie das Thema meiden und auf Zeit spielen würde. Sie konnte ihre Mutter damit trösten, dass sie sich für ihre gemeinsamen Konzertbesuche einsetzte.

Bereiten Sie Ihre Intervention vor

Vergegenwärtigen Sie sich vorab, an welchen Punkten der Umgang mit Ihrem Gegenüber heikel werden könnte, und bereiten Sie sich darauf vor, wie Sie mit auftretenden Konflikten umgehen werden. Schätzen Sie vorausschauend ein, wie Ihr Gegenüber reagieren wird. Dabei können Ihnen unter anderem Schritte wie die folgenden helfen: Spielen Sie SET-Prinzipien im Vorfeld geistig durch oder atmen Sie tief durch. Möglicherweise finden Sie noch weitere Möglichkeiten, um zu verhindern, dass Sie selbst aus der Fassung geraten, wenn etwas Sie auf die Palme bringt.

Als Amy Matts anzügliche SMS-Nachrichten an eine andere Frau auf seinem Handy sah, wusste sie, dass sie ihn damit konfrontieren musste. Ihr erster Impuls war der, einfach aus dieser Ehe auszusteigen. Sie ließ sich daraufhin etwas Zeit, bis die heftigsten Reaktionen verraucht waren, und um zu entscheiden, wie sie ihren Mann darauf ansprechen wollte. Sie stellte sich vor, dass Matt wohl zunächst einmal mauern würde. Als Nächstes würde er toben, weil sie auf seinem Handy »herumgeschnüffelt« hatte. Sie spielte ihre Konfrontation mit ihm im Geiste durch.

Um der erwarteten ersten Reaktion von Matt einiges an Heftigkeit zu nehmen, bereitete Amy innerlich Unterstützungsaussagen vor, mit denen sie ihre Liebe zu ihrem Mann bekräftigen und ihm sagen würde, dass sie sich ihrerseits sicher sei, dass auch er sie liebe. Danach wollte sie *Mitgefühl* einbringen und ihm sagen, dass sie ja verstand, dass sie alle beide am Arbeitsplatz stark unter Druck stehen würden und zuletzt ziemlich frustriert gewesen seien, weil ihnen nicht genug Zeit für Intimität blieb. Im Anschluss hieran spielte sie im Geist durch, wie sie es angehen würde, die Punkte anzusprechen, die ihr auf dem Herzen lagen.

Amy wartete ab, bis sie nach dem Abendessen eine ruhige Minute hatten. Dann legte sie los: Sie erzählte Matt, wie sie am Morgen mitbekam, dass er sein Handy zu Hause vergessen hatte, und dass sie ihn anrufen wollte, um ihm zu sagen, dass es bei ihr lag. Und dann hätte sie die SMS-Korrespondenz zwischen Matt und dieser Frau gesehen. Amy sagte Matt, dass sie ihn liebe und die Ehe aufrechterhalten wolle. Sie müsse ihn aber fragen, wie es um seine Gefühle für sie und diese andere Frau bestellt war. Als er daraufhin bestätigte, dass er auf jeden Fall mit Amy zusammenbleiben wolle, bestand sie darauf, dass er den Kontakt mit der anderen Frau abbrechen und mit ihr zur Eheberatung gehen würde. Sie gestand, dass sie verletzt war, signalisierte ihm aber, dass sie mit ihm zusammen daran arbeiten wolle, den Riss, der in ihrer Beziehung entstanden war, zu kitten.

Wenn es emotional hoch hergeht, passiert es leicht, dass jemand die Beherrschung verliert. Vielleicht werden Sie wütend. Vielleicht sagen Sie etwas, womit Sie nur Öl ins Feuer gießen, statt etwas Sinnvolles zur Klärung beizusteuern. Sie lassen sich vielleicht vom Mauern oder den Gegenangriffen der Borderline-Persönlichkeit aufs Glatteis führen. Wenn Sie davon ausgehen, dass eine emotional aufgeladene Auseinandersetzung bevorsteht, hilft es, sich vorher darauf vorzubereiten, wie Sie an die Sache herangehen wollen. Stellen Sie sich vor, wie Ihr Gegenüber auf das, was Sie sagen, reagieren wird, und was Sie antworten können. Ein Drehbuch hierzu im Hinterkopf zu haben, wird Ihnen helfen, Ihre Gefühle unter Kontrolle zu halten.

Nutzen Sie frühere Erfahrungen, um Vorhersagen zu treffen

Aufgrund früherer Erfahrungen können Sie vielleicht schon vorab sagen, wie Ihr Angehöriger auf eine Situation reagieren wird. Borderline-Betroffenen kann diese Maßnahme helfen, das eigene Verhalten zu verstehen. Daneben führt es ihnen vor Augen, dass ihre scheinbar urplötzlich aufkommenden Impulse letztlich absehbar und nachvollziehbar sind: »Du hast gesagt, dass es für dich in Ordnung wäre, wenn ich mit den Jungs nächsten Donnerstag noch mal in den Golfurlaub fahre. Aber weißt du noch, wie du letztes Mal vor meiner Abreise immer mehr in Rage geraten bist? An dem Tag, an dem ich dann loswollte, bist du richtig durchgedreht und hast dich selbst verletzt. Reden wir dieses Mal darüber, damit uns das nicht noch einmal blüht.«

Der Borderline-Persönlichkeit gegenüber zu prognostizieren, dass in einer bestimmten Situation ein dysfunktionales Verhalten bei ihr auftreten könnte, kann auch Widerspruchsgeist auslösen, wobei diese Reaktion (»Dir werde ich es zeigen ... «) mitunter sogar die gesündere ist:

> Als Milton erfuhr, dass seine Schwester gerade in der Stadt war und kurz vorbeikommen wollte, um ein Geburtstagsgeschenk für seinen Sohn abzuliefern, schrillten bei ihm die Alarmglocken. Er wusste, dass seine Frau, Bella, und seine Schwester sich noch nie ausstehen konnten. Wann immer sie aufeinandertrafen, wurden aus wechselseitigen bösen Blicken schnell hässliche Sticheleien, die manchmal sogar in lautstarken Streit ausarteten. Frühere inständige Bitten an seine Frau, sie solle versuchen, sich herauszuhalten, waren wirkungslos geblieben.
>
> Als er Bella dieses Mal von dem bevorstehenden Besuch erzählte, ging er die Sache anders an. »Ich kann es nicht gut mit ansehen, wie weh es dir tut, wenn ihr beide zusammenkommt«, sagte er zu ihr. »Mir ist schon klar, wie schrecklich sie sich dir gegenüber aufgeführt hat. Aber meine Befürchtung ist, dass du auch jetzt wieder nicht cool bleiben kannst und explodierst, und dass es dann vor unserem Sohn wieder eine Riesenszene gibt.«
>
> Bella richtete daraufhin einen Teil ihrer Wut, die sie auf ihre Schwägerin verspürte, stattdessen auf Milton. »Wie kann er es wagen, mir vorher zu sagen, was ich tun werde«, dachte sie. »Von wegen! Ich tue ihm doch nicht den Gefallen, mich genau so zu verhalten, wie er es von mir erwartet!« Bella reagierte auf den Fehdehandschuh, den ihre bessere Hälfte ihr zugeworfen hatte, indem sie zuckersüß mit der Besucherin umging und die sarkastischen Bemerkungen ihrer Schwägerin geflissentlich überhörte. Um Miltons kränkende Prognose gezielt Lügen zu strafen, übernahm sie kurzerhand mehr Eigenverantwortung.

Auf die Muster und bisherigen Reaktionen Ihres Gegenübers hinzuweisen, kann ihm helfen, sich nicht mehr von allzu spontanen Reaktionen mitreißen zu lassen. Frühere Reaktionen zu integrieren und zukünftige Haltungen vorwegzunehmen, kann Borderlinern den Blick für das größere Ganze schärfen und lässt sie besser verstehen, wie sie für den anderen ein No-Win-Dilemma kreieren. Vor solchen der *Wahrheit* verpflichteten Prognosen sollten immer Aussagen kommen, in denen *Unterstützung* und *Mitgefühl* zum Ausdruck kommen. Distanzierte Urteile wie »Da hast du es wieder« und »Immer wieder dasselbe« wird Ihr Gegenüber Ihnen übelnehmen.

Seien Sie konsequent

Das Bedürfnis von Menschen mit Borderline-Persönlichkeitsstörung, Schwarzweißlösungen für Probleme zu finden, sorgt beim Auftauchen von Widersprüchen für enorme Frustration. Es fällt ihnen schwer, Vertrauen aufzubauen. Gut möglich, dass sie ständig testen, wie weit sie gehen können. Es ist unabdingbar, der Borderline-Persönlichkeit das zu geben, was ihr oft fehlt: scharf umrissene und gewahrt bleibende Grenzen, auf die man sich verlassen kann. Ziehen Sie allerdings keine »rote Linie«, wenn Sie nicht ernsthaft bereit sind, Überschreitungen zu sanktionieren.

Paula und Mickey waren sich uneins darüber, wie sie mit ihrem 26-jährigen Sohn Fred verfahren sollten. Nachdem er schon mehrere Jobs geschmissen hatte, hockte er meistens in seinem alten Jugendzimmer im Elternhaus, wo er nach Abbruch seines Collegestudiums nun schon seit fünf Jahren wohnte. Fred klagte über Depressionen und Ängste, weigerte sich aber, Hilfe in Anspruch zu nehmen. Mickey rastete regelmäßig aus und drohte Fred, ihn vor die Tür zu setzen. Paula redete Mickey dann immer gut zu, bis er sich wieder beruhigte. Alle Beteiligten wussten also, dass Mickeys Drohungen nur heiße Luft waren.

Schließlich kamen die Eltern überein, dass etwas passieren musste. Zuerst einmal bräuchten sie einen Plan, den beide mittragen konnten. Sie gelobten einander, ihren Vorsatz fest entschlossen durchzuhalten. Dann setzten sie sich mit Fred zusammen und sagten ihm, dass er zusehen müsse, sich Hilfe zu organisieren. Sie würden die Therapie bezahlen und wenn er wolle, würden sie ihn auch zum Arzt begleiten. Sollte Fred sich weigern, professionelle Hilfe zu suchen, würden sie ihm als Nächstes helfen, eine Wohnung zu finden und ihn beim Umzug unterstützen. Für die ersten drei Monate würden sie seine Miete übernehmen. Sie nannten Fred ein genaues Datum als letztmöglichen Auszugstag, falls er sich weigern sollte, diese Auflagen zu erfüllen. All das legten sie auch schriftlich fest.

Will man angesichts dieser Familiendynamik für Konsequenz sorgen, so ist der wichtigste Punkt, dass die Eltern sich auf einen Plan einigen. Wenn eine Seite die Haltung der anderen untergräbt, ist es um die konsequente Haltung geschehen, die gegeben sein muss, damit die Borderline-Persönlichkeit die *Wahrheit* an sich heranlassen und glauben kann. Nachdem sie sich auf einen Vorschlag geeinigt hatten, mussten Paula und Mickey alle Eventualitäten und potenziellen Folgen abwägen. Sie mussten einen konsequenten Plan antizipieren und vereinbaren, an den sie sich halten könnten und der Fred einen Schubs in die richtige Richtung geben würde. Und gleichzeitig mussten sie es auch hinnehmen, dass sie ihren Sohn unter bestimmten Umständen vor die Tür setzen mussten. Um zu betonen, dass sie konsequente Grenzen setzen würden, mussten sie auch einen zeitlichen Rahmen vorgeben. Sie blieben offen für eventuelle Änderungen oder Ergänzungen, die Fred vorschlagen könnte. Paula und Mickey waren zu der Erkenntnis gelangt, dass eine konsequente Struktur mit absehbaren Konsequenzen die beste Möglichkeit war, ihrem Sohn zu helfen.

Lassen Sie nicht zu, dass Ihr Selbstwertgefühl betroffen wird

Die Borderline-Persönlichkeit braucht es vielleicht, wütend sein zu können. Und womöglich sind Sie die Zielscheibe, auf die sie ihre projizierte Wut am gefahrlosesten richten kann. Es kann sein, dass sie

Ihnen immer wieder auf den Zahn fühlt, um auszuloten, ob Sie sie bedingungslos so nehmen, wie sie ist. Aber nehmen Sie die Herabwürdigungen auf keinen Fall einfach auf. Sich ein gesundes Selbstwertgefühl zu bewahren, wenn man in Grund und Boden verdammt wird, ist nicht nur für Sie selbst wichtig – auch die Beziehung profitiert davon.

Nach einem langen, konfliktreichen Arbeitstag, an dem Larry und sein Chef eine hitzige Debatte geführt hatten, kam Larry nach Hause und stellte aufgebracht fest, dass sein Partner Howard noch nicht einmal angefangen hatte, das Abendessen herzurichten. Howard versuchte, ihm zu erklären, dass er spät dran sei und gerade erst nach Hause gekommen war. Außerdem hätte er nichts von Larry gehört, sodass er nicht wusste, wann dieser voraussichtlich nach Hause käme. Larry ließ das alles nicht gelten. Er ließ nicht ab von seiner Wut und beschwerte sich, Howard würde in der Beziehung keinerlei Verantwortung übernehmen. Irgendwann begann Larry dann zu schildern, wie frustrierend dieser Tag für ihn gewesen war. Das war der Punkt, an dem Howard klar wurde, dass seine auf die *Wahrheit* bezogenen Erklärungen nicht weiterhelfen würden. Also verlegte er sich auf *Unterstützung* und *Mitgefühl*.

Howard: »Tut mir leid, Larry. Ich merke schon, dass du einen beschissenen Tag gehabt hast bei der Arbeit.« (*Mitgefühl*)
Larry: »Und ob, Howard! Und du machst gar nichts! Ich habe es so was von satt, immer das Gefühl zu haben, ich müsste hier alles alleine stemmen.«
Howard: (vermeidet es, ihm den Ärger mit gleicher Münze zurückzuzahlen, und erkennt, dass weitere Unterstützungsaussagen gefragt sind.) »Wie wäre es, wenn du dich erst einmal hinsetzt und relaxt? Und ich sehe zu, dass ich uns schnell was zu essen mache.«
Larry: »Nein, verdammt noch mal! Ich habe keinen Hunger. Ich will einfach nur in Ruhe gelassen werden.«

Nachdem Larry ins Nebenzimmer gestürmt war, sann Howard darüber nach, dass er in vergleichbaren Situationen an diesem Punkt sonst immer weiter auf Larry einredete. Dieses Mal aber wurde ihm klar, dass jede Verteidigung gegen Larrys unfaire Anschuldigungen sein Gegenüber nur noch mehr auf die Palme bringen würde. Er musste Larry Raum für seine Wut geben, statt zu versuchen, sie zu besänftigen. Auch Howard brauchte etwas Zeit für sich. Er fühlte sich ziemlich erschlagen. Er hatte sich so sehr bemüht, Larrys Zorn abzumildern, und hatte das Gefühl, als Dank für seine Anstrengungen würde nur auf ihn eingeprügelt. Er nahm sich die Zeit, die Interaktion noch einmal zu durchdenken und zu erkennen, dass Larrys zornige Vorwürfe darauf zurückgingen, dass er so aufgebracht war – sie richteten sich nicht wirklich gegen Howard.

Howard setzte sich einen Moment lang einfach nur still hin und beobachtete seinen Atem. Dann bereitete er für sie beide das Abendessen vor und begann schon einmal zu essen. Nach einer Weile kam Larry in die Küche zurück und machte sich schlecht gelaunt ebenfalls über seinen Teller her. Bis zum nächsten Tag, als Larry sich entschuldigte, sprachen die beiden kein Wort mehr miteinander.

Prüfen und respektieren Sie Ihre eigenen Bedürfnisse und Motive

Es ist in Ordnung, den Rückzug anzutreten, wenn alles andere ohnehin nichts mehr bringt. Ziehen Sie sich zurück, wenn die Diskussion einen Punkt erreicht hat, an dem sie sich nur noch im Kreis dreht. Begeben Sie sich in einen anderen Raum, gehen Sie an die frische Luft, starten Sie eine Spritztour irgendwohin.

Es ist in Ordnung, auf Zeit zu spielen. Vertrösten Sie den anderen mit »vielleicht« oder »ich überlege es mir« oder »ich melde mich später«, statt sich dem Druck zu beugen, »ja« oder »nein« zu sagen.

Setzen Sie sich mit Ihrem eigenen Bedürfnis auseinander, Ihr Gegenüber zu retten und den Helden zu spielen. Mitunter funktioniert die Beziehung einfach nicht, sosehr Sie sich auch bemühen. Vielleicht ist dieser Mensch nicht in der Lage, den Borderline-bedingten Panzer abzulegen, hinter dem sich die Schönheit in seinem Inneren verbirgt. Vielleicht sind Sie auch nicht der- oder diejenige, der/die das Opfer aus seiner Not erlösen kann.

Das No-Win-Dilemma zieht sich durch viele der Herausforderungen, vor die eine Beziehung zu einer Borderline-Persönlichkeit einen stellt. Mitunter stecken Sie auf einmal knietief in einer No-Win-Situation. Sollte es passiert sein, werden sowohl Sie selbst als auch Ihr Gegenüber von den hier dargelegten Strategien profitieren, wenn es darum geht, sich aus diesem Gewirr zu befreien.

Sollte die Frustration Ihres Borderline-Gegenübers allerdings von Dauer sein, müssen Sie vielleicht in erster Linie mit den hieraus resultierenden Wutausbrüchen zurechtkommen. Im nächsten Kapitel soll der Borderline-typische Zorn näher ergründet werden.

5. Zorn

Dieses Kapitel befasst sich damit, wie man mit der bei Borderlinern typischen Wut umgehen kann. Ihr Jähzorn äußert sich anders als sonstige verärgerte Verhaltensweisen. Oft kommen die Ausbrüche unvermittelt, sind unberechenbar und explosiv. Sie können nicht erkennen, wie sich die Frustration aufbaut. Kein Alarmsignal warnt Sie vor dem schrecklichen Gewitter, das da auf Sie zukommt. Urplötzlich bricht es mit ohrenbetäubendem Getöse direkt über Sie herein und walzt alles nieder, was ihm in den Weg gerät. Die Borderline-Persönlichkeit ist im Nu auf hundertachtzig, ausgelöst durch eine in Ihren Augen harmlose Bemerkung oder Handlung. Der plötzlich ausbrechende Zorn, ein Schock für alle, die ihn abbekommen, kann die Betroffenen selbst dabei genauso ratlos zurücklassen.

Vielleicht ertappen Sie sich dabei, als Retourkutsche auf die unbeständige Achterbahn der Gefühle – von schäumender Wut bis zum stillen Rückzug – Ihrerseits heftig zu reagieren. Das Toben Ihres Gegenübers weckt womöglich bei Ihnen den wütenden Wunsch, sich zu verteidigen. Seine Abkapselung wiederum kann dazu führen, dass Sie sich selbst zurückziehen. Irgendwo einen Mittelweg zwischen diesen Extremen zu finden, ist für beide Seiten am besten. Wenn Wut bei Ihrem Angehörigen durchbricht und Sie merken, dass Sie selbst zu kochen beginnen, versuchen Sie, den Rat von Maimonides zu beherzigen, einem Philosophen und Arzt aus dem 12. Jahrhundert, der das Werk *Führer der Unschlüssigen* verfasste. Darin schrieb er: »Der gerade Weg ist das Mittelmaß bei jeder Eigenschaft, die ein Mensch hat: Man sei weder ein aufgeregter Mensch, der leicht in Zorn gerät, noch ein gleichgültiger Mensch, der wie ein Toter nichts merkt, sondern halte das Mittelmaß ein: bewahre den Gleichmut und behalte seinen Zorn Gelegenheiten vor, wo dieser wahrhaft angebracht ist … Das ist der Weg, den die Weisen einschlagen.«

Der Borderline-Zorn

Impulsive Wutausbrüche beobachtet man auch bei anderen Krankheitsbildern, etwa der bipolaren Störung und anderen Formen von Persönlichkeitsstörungen sowie bei Substanzmissbrauch. Bei der Borderline-Persönlichkeitsstörung jedoch tritt dieser Zorn nach einem absehbar unabsehbaren, konsequent inkonsequenten Muster in Erscheinung. Richtet er sich nach innen, kann er zu Selbstschädigung führen und die Betroffenen dazu bringen, sich zu ritzen, sich Brandwunden zuzufügen und Substanzmissbrauch, gefährliche Promiskuität oder sonstige selbstzerstörerische Handlungen an den Tag zu legen. Gegebenenfalls geht das auch mit Depressionen einher. Umgekehrt ist ein auf die Außenwelt projizierter Zorn oft von weniger Traurigkeit begleitet. Wenn Depression mitunter nach innen gerichteter Zorn ist, so ist Zorn vielleicht eher eine nach außen verlagerte Depression.

Der Auslöser von Zorn bei Borderlinern kann unterschiedlich sein. Oft ist er ein Kontrollmechanismus, der dafür sorgt, dass der Partner oder die Partnerin stets in Hab-Acht-Stellung bleibt. Als Teil eines solchen Paares überkommt Sie vielleicht das Bedürfnis, sich zurückzuziehen. Sie sind dabei der festen Überzeugung, mit der Beziehung sei es aus. Alternativ empfinden Sie vielleicht den Zwang, Ihr Borderline-Gegenüber zu beruhigen und ihm gut zuzureden. Borderline-Betroffene, die in ihrer Lebensgeschichte Übergriffe oder eine schlechte Behandlung erfahren haben, setzen Zorn dazu ein, sich andere vom Leib zu halten. Schließlich führte Nähe ja schon einmal dazu, dass sie verletzt wurden. Aus ihrem Zorn kann die misstrauische Angst vor dem Schaden sprechen, den Sie Ihrem Gegenüber irgendwann unweigerlich zufügen werden. Zorn kann auch Selbstschutz der Borderline-Persönlichkeit angesichts ihrer Angst vor einem ohnehin unabwendbaren Verlassen-Werden sein. Die Person stößt Sie also lieber gleich von sich weg, nach dem Motto: »Mach schon, bring's hinter dich.« Ausdrucksformen von Wut und Zorn können auch dazu dienen, zu testen, wie ernst es Ihnen mit der Beziehung ist; zu sehen, ob Sie der

Attacke wohl standhalten. Aus Zorn kann das Bedürfnis sprechen, massiv konfliktgeladene frühere Beziehungen zu reinszenieren, indem Konflikte geschürt werden und der Spieß dann umgedreht wird: »*Ich* bin nicht aufgebracht. *Du* regst dich doch so tierisch auf!«

Die Explosion

In der Regel gleicht der Borderline-Zorn, der sich gegen Sie richtet, einem Vulkanausbruch. Sie werden in Nullkommanichts angeklagt, für schuldig befunden und hingerichtet, ein für alle Mal verdammt. Einen solchen Frontalangriff zu überleben und die Beziehung aufrechtzuerhalten, kann eine große Herausforderung sein.

Stan, ein vielbeschäftigter Anwalt, war ein wohlorganisierter und penibler Mensch. Seine Frau, Marge, Lehrerin und Mutter einer Tochter im Kleinkindalter, hielt sich zugute, eher der »spontane« Typ zu sein. Mitunter zog sie Stan liebevoll mit seiner Kleinlichkeit auf, es gab aber auch Momente, wo seine »Zwanghaftigkeit« sie in Rage versetzte. Mal lobte sie ihn für seine rasante Karriere in der Anwaltskanzlei, wo er beschäftigt war, dann wieder machte sie abschätzige Bemerkungen in die Richtung, für ihn käme die Arbeit vor der Familie. Stan lernte, dass Marges Reaktionen jederzeit ohne Vorwarnung ins Gegenteil umschlagen konnten.

»Ach, gut. Du kommst genau richtig zum Abendessen«, sagte Marge und lächelte Stan zu, als er zur Tür hereinkam.

»Ich bin gleich da«, sagte er, während er ihr in die Küche folgte. »Ich muss noch eben schnell einen Klienten anrufen.«

Marge wirbelte zu ihm herum. »Verdammt noch mal, ich bin es leid«, schrie sie, die Augen zu Schlitzen verengt und puterrot im Gesicht. »Immer hast du nur deine gottverdammten Klienten im Sinn! Denkst du je an deine Familie?« Sie begann, aufgebracht in der Küche auf und ab zu gehen.

»Okay, okay. Ich rufe ihn etwas später an. Beruhige dich. Komm, lass uns zu Abend essen.«

»Vergiss es. Ich habe es satt«, blaffte Marge. »Immer Arbeit, Arbeit, Arbeit. Ich will nicht mit dir essen! Ich will dich nicht einmal ansehen müssen!«

»Menschenskind, Marge. Ich habe doch gesagt, dass es mir leidtut! Aber du weißt ja, dass die Arbeit wichtig ist. Ich arbeite hart für diese Familie. Und, verdammt noch mal, mit diesem Job verdiene ich schließlich die Brötchen für uns. Also hör mit dieser bescheuerten Streiterei auf und lass uns essen!«

»So, du denkst also, dass ich bescheuert bin.«

»Das habe ich nicht gesagt.«

»Doch, hast du. Du hast gesagt, ich sei bescheuert.« Sie zog den Hackbraten aus dem Ofen und knallte ihn so fest auf den Esstisch, dass die Auflaufform zerbrach. »Hier hast du dein Scheiß-Abendessen, das dank deines Jobs auf den Tisch kommt!« Sie stürmte aus dem Raum.

Stan folgte ihr. »Marge, mir reicht es langsam mit deinen Tobsuchtsanfällen!« Frustriert und selbst die Fassung verlierend, schrie Stan mittlerweile noch lauter als sie. Er heftete sich an ihre Fersen und folgte Marge bis zum Schlafzimmer, aber sie schloss sich dort ein. Stan hämmerte gegen die Tür. Das Geschrei der beiden setzte sich fort und übertönte fast das Gebrüll ihrer Tochter Allison, die darüber wach geworden war.

Es ist nur natürlich, sich gegen wütende Attacken mit erklärenden Wahrheitsaussagen zur Wehr zu setzen. Stans Reaktion auf Marges schockierenden Wutausbruch lief so ab, dass er versuchte, ihn mit einer schnell hinterhergeschobenen Entschuldigung und einer wahrheitsgemäßen Erklärung rasch aufzulösen. Doch in der Hitze eines Wortgefechts wird die *Wahrheit*, die zur Erklärung oder zur eigenen Verteidigung herangezogen wird, wohl kaum Gehör finden. Zuerst müssen *Unterstützung* und *Mitgefühl* zum Ausdruck gebracht werden.

Zunächst einmal heißt es, die Auslöser des Zorns – so unangebracht, übertrieben oder sogar irrational sie auch sein mögen – zu akzeptieren und zu verstehen. Marges Reaktionen waren ein Hinweis. Sie hatte das Gefühl, im Hinblick auf das übergeordnete Reizthema – nämlich: wie wichtig war Stan die Familie? – nicht gehört zu werden. Ihr Zorn kochte über. Sie brauchte Botschaften der *Unterstützung* und des *Mitgefühls*. Stan allerdings verlor die Kontrolle und versuchte – von der Wut gebeutelt, die in ihm selbst aufflammte –, Marge niederzuwalzen.

Die Bekämpfung von Feuer mit Feuer ergibt ein noch größeres Feuer

Das Feuer des Zorns wiederum mit Feuer zu bekämpfen, wird die lodernden Flammen in der Regel nicht ersticken. Wie es in solchen Situationen vorkommt, verlor Stan die Selbstbeherrschung, nachdem er sich auf Betteln, Erklären und Argumentieren verlegt hatte, während Marge Volldampf voraus im Wutmodus war. Hierbei einen kühlen Kopf zu bewahren, ist eine monumentale Aufgabe, und dies immer hinzubekommen, fast ein Ding der Unmöglichkeit. Sich die Situation bewusst zu machen, wenn Sie unvermittelt geradewegs in den Tornado geraten sind, kann jedoch helfen, nicht die Geduld zu verlieren. Ihr Ziel dabei ist, die heftigsten Eskalationen zu umschiffen und zu Maimonides' »goldener Mitte« zurückzufinden. Sprechen Sie leiser, wenn Ihr Gegenüber lauter wird. Reden Sie langsamer. Zügeln Sie körperliche Gesten Ihrerseits. Vermeiden Sie Anschuldigungen. Wenn möglich, lenken Sie die Aufmerksamkeit auf etwas anderes als die unmittelbare Auseinandersetzung und richten Sie den Fokus auf weniger Brisantes.

Machen Sie sich auf weitere Provokationen gefasst, da Ihr Gegenüber vielleicht das Bedürfnis verspüren wird, das Feuer am Brennen zu halten, und frustriert ist, wenn Sie kein weiteres Öl hineingießen. Würdigen Sie seine Frustration, aber halten Sie sich mit tiefergehenden Reaktionen so lange zurück, bis Ruhe oder Erschöpfung eingekehrt ist. Diese kann sich durch einen Rückzug einstellen, mitunter sorgen auch Tränen für eine gewisse emotionale Entlastung. Versuchen Sie nicht, die Krise während der Tirade selbst in den Griff zu bekommen, aber würdigen Sie, dass sie wichtig ist. Versuchen Sie, einen endgültigen Entschluss auf einen späteren, weniger stürmischen Zeitpunkt zu vertagen.

Stan könnte produktiver auf Marges Zorn eingehen. Er sollte genau hinhören, ob es Hinweise dafür gibt, dass Marge von ihm mehr Aussagen in Richtung *Unterstützung* oder *Mitgefühl* braucht, wenn sie sich unverstanden fühlt. Die *Wahrheit* wird erst später Gehör finden, in einer ruhigeren Minute.

STAN: »Du hast recht, Marge. Der Anruf kann warten. Erst einmal kommt unser Abendessen und Zeit mit Allison, wenn sie wach wird.« (*Unterstützung*)
MARGE: (schreiend) »Es ist immer dasselbe, Stan! Ich habe es satt! Ich habe das Abendessen fertig, aber du bist mit den Gedanken immer bei der Arbeit! Nie bei deinem Zuhause oder bei uns! Und dann kommt, es täte dir leid! Als wäre es damit okay! Mir reicht's, Stan!«
STAN: (wartet mit dem Sprechen, bis die aufgebrachte Marge ihre Schritte beim wütenden Auf- und Abgehen in der Küche verlangsamt und ihn finster ansieht) »Tut mir leid, Marge. Ich war so sehr mit ein paar Sachen in der Kanzlei beschäftigt, dass mir völlig entgangen ist, was bei dir alles los war. Es muss heftig gewesen sein für dich, arbeiten zu gehen, Allison zur Tagesmutter zu kutschieren und wieder zurück und dann nach Hause zu kommen und gleich das Abendessen vorzubereiten und alles Mögliche zu erledigen.« (*Mitgefühl*)
MARGE: (mit den Tränen kämpfend, bevor ihr Zorn wieder aufflammt) »Ja, Stan, es war wirklich heftig. Es *ist* wirklich heftig. Und du hilfst kein bisschen.«
STAN: (ohne darauf zu reagieren, dass sie zurückweicht, als er sie

tröstend in den Arm nehmen will, sondern erkennend, dass sie mehr *Unterstützung* braucht) »Ich will mich bessern. Ich werde mich bessern. Aber das, was für uns beide jetzt gerade wichtiger ist als anderes, schläft im Zimmer nebenan. Wir wollen sie nicht aufwecken. Und ich weiß ja, dass die Aufgabe, eine gute Mutter zu sein, dir wichtiger ist als alles andere. (*Mitgefühl*) Lass uns nach dem Abendessen einmal darüber reden, wie ich mehr mithelfen kann und was wir tun können, damit es für Allison und uns alle besser läuft.«

Stan gelang es, die Geduld zu bewahren und Marge die Attacke nicht mit einem Gegenangriff zu vergelten. Er verzichtete auf eine unmittelbare Antwort und wartete ab, bis die anfängliche Wut verflogen war. Er nutzte *Unterstützung* und *Mitgefühl*, um Entspannung in ihre Interaktion zu bringen. Er versuchte nicht, sich zu verteidigen oder etwas an Marges Zorn zu ändern. Vielmehr lenkte er die Aufmerksamkeit auf ihr schlafendes Baby, um Marges Geschrei zu dämpfen und um hervorzuheben, wie wichtig es für ihr Selbstbild war, eine gute Mutter zu sein.

Subtilere Formen von Zorn

Mitunter äußern sich Wut und Zorn nicht in Form explosiver Ausbrüche, sondern auf subtilere Weise. Vielleicht erleben Sie unablässig »konstruktive« Kritik, sarkastische Bemerkungen, ein Kleinreden Ihrer Ambitionen und dessen, was Sie erreicht haben. Menschen, die von Borderline betroffen sind, leugnen womöglich auf die eine oder andere Art, dass sie Zorn verspüren: »War nicht ernst gemeint«; »Du bist aber auch empfindlich«; »Da hast du überreagiert.«

Wenn der Zorn völlig aus dem Ruder läuft und heillos überzogen ist, dürfte es Ihnen leichter fallen, sich rational zu sagen, dass Sie gerade mit einer der extremen Borderline-typischen Verhaltensweisen konfrontiert sind und dass das Ganze weniger mit Ihnen zu tun hat. Drückt sich dieser Zorn jedoch subtiler aus, wirkt das, was der andere von sich gibt, schon eher gerechtfertigt. Sie merken vielleicht gar nicht, dass seine Bemerkungen von wegen »helfen wollen« oder »einfach nur ehrlich« sein in Wirklichkeit wütende, von Groll erfüllte Attacken sind. Womöglich sind Sie eher geneigt, das Bild, das der andere von sich selbst als besorgtem Unbeteiligtem malt, der Ihnen ja nur helfen will, Ihre »Fehler« wiedergutzumachen, für bare Münze zu nehmen. »Konstruktive« Beurteilungen der Lage von Seiten der »verletzten« Borderline-Persönlichkeit stellen diese als das Opfer dar. Dabei können solche Bemerkungen durchaus dazu dienen, Sie zu peinigen. Sie finden sich dann womöglich in einen komplexen Sado-Maso-Tanz verwickelt, bei dem zunehmend unklar ist, wer wen bestraft.

Nancy begegnete Ryder auf der Party einer gemeinnützigen Organisation, die sich dem Wohl und der *Unterstützung* von Angehörigen der US-Streitkräfte und ihrer Familien widmete. Ryder stand kurz vor seiner Entlassung aus der Armee und der Rückkehr in seine Heimatstadt, wo Nancy in einer Kindertagesstätte arbeitete. Ryder war schüchtern, aber Nancys Aufmerksamkeit schmeichelte ihm, und kurze Zeit später waren sie ein Paar. Nach seiner Entlassung aus dem Militärdienst fand Ryder Arbeit als Tischler. Als geschickter Handwerker begann er, nebenbei Schachbretter, Schreibtische und ausgefallene Möbelstücke zu schreinern, die er dann verkaufte. Nach vier Monaten schlug Nancy vor, sie könnten doch zusammenziehen, und sechs Monate später taten sie Hals über Kopf genau das.

In den nächsten Jahren machte sich Ryder in seiner Heimat einen Namen als geschickter Holzbearbeiter, und sein zweites Standbein erwies sich als großer Erfolg. Nancy wurde zur Leiterin einer Tagesstätte befördert. Sie hatte mehrfach Affären. Ryder schöpfte diesbezüglich zwar Verdacht, aber sprach nie darüber. Allerdings gab es im Laufe der Zeit überhaupt sehr wenig, worüber die beiden redeten. Sie nahmen einander kaum zur Kenntnis, wenn sie zu Hause aneinander vorbeigingen.

Ryder hatte schon einmal einiges getrunken – damals, als er noch beim Militär war, zusammen mit seinen Kameraden. In den frühen Jahren seiner Ehe jedoch hatte er damit aufgehört. Er hatte es zwar immer gemocht, sich ab und zu so richtig die Kante zu geben, unterließ es aber, da er fürchtete, Nancy würde sich darüber aufregen. Nun jedoch wurde es zu seinem größten Vergnügen, sich volllaufen zu lassen. Nachdem er sich zum zweiten Mal wegen Trunkenheit am Steuer verantworten musste, erhielt er vom Gericht die Auflage, eine Entziehungskur zu machen und dann an Treffen der Anonymen Alkoholiker teilzunehmen. Dort stieß er auf einen Kameradschaftsgeist, den er seit seiner Entlassung aus der Armee vermisst hatte. Er fühlte sich wieder akzeptiert und mit anderen verbunden.

Nancys Frustration zeigte sich überwiegend darin, dass sie sich zurückzog. Wenn er ihr einige seiner Holzkreationen zeigte, verdrehte sie die Augen und bot ihm »konstruktive« Kritik an oder erging sich in sarkastischer Lobhudelei. Sie wies seine sexuellen Avancen zurück, nur um hinterher seine Männlichkeit in Frage zu stellen, da er nicht aggressiver vorgegangen sei. Erst als Ryder begann, mehrmals die Woche zu AA-Treffen zu gehen, interessierte sie sich mit einem Mal wieder mehr für sein Tun und Treiben.

Anfangs hatte sie sein Trinken im Grunde ignoriert, jetzt aber begann sie, ihn stärker zu kritisieren. Sie nannte ihn einen »Schlappschwanz«, weil er Alkohol brauche, um sich gut zu fühlen. Vor allem mäkelte sie an seiner Abhängigkeit von seinen »willensschwachen AA-Kumpels« herum. Was machte er jeden Abend bei so einem Treffen? Er sollte lieber Manns genug sein, um aus eigenem Antrieb mit dem Trinken aufzuhören und zu Hause bei seiner Frau zu sein. Vielleicht, so ihre anzügliche Unterstellung, seien ihm die Jungs ja lieber, da er in Wirklichkeit schwul sei und mit Frauen nichts anzufangen wüsste.

Ryders Unsicherheiten machten ihn anfällig für Nancys immer gnadenlosere Kritik. Er kam sich vor wie ein geprügelter Hund, hatte aber das Gefühl, die Prügel verdient zu haben. Durch ihr Gemecker unter Druck gesetzt, stellte er seinen Besuch bei den Treffen ein und ignorierte die Bemühungen seines AA-Sponsors, ihn zu reaktivieren. Doch nun, wo er mehr zu Hause war, hatte Nancy mit einem Mal kein Interesse mehr an ihm.

Nachdem er ein paar Monate lang trocken gewesen war, begann Ryder wieder zu trinken. Zuerst hielt er es vor ihr geheim, später jedoch kam ein Punkt, wo er genau wusste, dass sie die Schnapsflaschen im Müll finden musste. Doch es lief alles wie damals, als er dumpf ahnte, dass sie Affären hatte: sie wusste zwar Bescheid, tat aber ahnungslos. Auf unbestimmte Art wusste sie, dass sein fehlgeschlagener Versuch, trocken zu bleiben, für ihn Strafe genug war. Aber dann erwischte die Strafe auch sie selbst. Eines Abends erschien Nancys Mann verspätet und offensichtlich betrunken bei einer Belegschaftsfeier ihrer Einrichtung und blamierte sie damit bis auf die Knochen. Das war das erste Mal, dass er seinen Zorn aktiv an ihr ausließ.

Ryder hatte Nancys Bitterkeit verinnerlicht und ihr die Bestätigung dafür geliefert, dass er nichts tauge – ganz so, wie sie es auf ihn projiziert hatte. Er war außerstande, sich in seinen Gefühlen zu behaupten oder ihren Provokationen den Kampf anzusagen. Stattdessen spiegelte er ihren Zorn in seinem passiv-aggressiven Verhalten bei der Party. In diesem Moment kehrten sich ihre Rollen um: während zuvor Nancy die sadistische Bestraferin gewesen war, die auf den ständig an sich selbst herumkritisierenden, passiven Ryder einprügelte, wurde er nun zum Aggressor, der Nancy demütigte. Und ihre Beziehung wurde daraufhin noch feindseliger.

Wie Sie subtilem Zorn Paroli bieten

Es kann leicht passieren, dass Sie einer leisen Form von Zorn auf den Leim gehen, die zunächst im Gewand »hilfreicher« Vorschläge daherkommt. Nach einer Weile haben Sie womöglich das Gefühl, die Kritik verdient zu haben, und Ihr eigenes Selbstwertgefühl kann Schaden nehmen.

Solide Grenzen zu setzen schützt davor, vom anderen auf Sie projizierte Kritik allzu leicht aufzunehmen. Lassen Sie Ihr Gegenüber wissen, dass Sie seine Kritik oder Anschuldigung gehört haben. Sie müssen sie aber weder bestätigen noch widerlegen. Machen Sie sich das Argument des Borderliners nicht zu eigen, dass Sie für sein Wohl und Wehe verantwortlich seien.

Ryder hätte mit Nancys Zorn auch so umgehen können, dass er dabei nicht seine eigenen Bedürfnisse hätte opfern müssen. Hierzu hätte er seine persönlichen Bedürfnisse eindeutig klarstellen (die *Wahrheit* aussprechen) und dabei gleichzeitig *Mitgefühl* dafür zum Ausdruck bringen müssen, was diese Bedürfnisse für sie bewirken könnten, neben *Unterstützung* und Würdigung dessen, dass sie Verständnis dafür hat, was er ihr abverlangt. Er müsste auch akzeptieren, dass er nicht dafür verantwortlich gemacht werden kann, sie glücklich zu machen. Ein produktiverer SET-Ansatz, mit dem Dauerthema der beiden umzugehen, könnte wie folgt aussehen:

> NANCY: »Schon wieder so ein Treffen? Das ist diese Woche jetzt schon das dritte! Du machst dich zu abhängig von deinen Saufkumpanen dort. Die können ja nicht immer dein Händchen halten und sagen: ›Lass es sein.‹ Was denkst du dir dabei, ständig bei deinem Verein hocken zu müssen? Warum kannst du nicht einfach zu Hause bei deiner Frau bleiben? So was solltest du doch auch allein hinkriegen. Und ein, zwei Bierchen ab und an bringen dich auch nicht um. Sei nicht so ein Schlappschwanz. Sei ein Mann!«
>
> RYDER: (dem Drang zu einer schnippischen Retourkutsche widerstehend) »Nancy, ich verstehe ja, dass es dir lieber wäre, wenn ich zu

Hause bliebe. Und ich weiß, dass du nicht begreifst, warum ich das Programm brauche. Aber trocken zu bleiben, ist mir sehr wichtig. Und diese Treffen helfen wirklich. (*Wahrheit*) Ich weiß, es ist schwer für dich, wenn ich weg bin. (*Mitgefühl*) Und ich will es mir durchaus öfter auch mit dir gut gehen lassen. (*Unterstützung*) Aber jetzt im Moment muss ich das für mich tun – und letztlich für uns beide.«

Passiver Zorn

Zorn kann auch auf noch leiseren Sohlen daherkommen. In diesem Fall werden andere bestraft, indem Schuldgefühle geweckt oder Verantwortung suggeriert wird. Nach außen gerichtete Signale von Ärger, Wut oder Frustration treten hier unter Umständen gar nicht auf.

Eloise war das jüngste von drei Kindern, sie hatte noch zwei ältere Brüder. Ihr Vater war ein einschüchternder Koloss, der einen großen Fertigungsbetrieb führte. Ihre Mutter war etwas verhuscht und schien förmlich zu schrumpfen, wenn ihr Mann seine donnernde Stimme erhob. Die älteren Brüder arbeiteten im väterlichen Betrieb mit. Eloise selbst war im Geschenkshop eines Kunstmuseums beschäftigt, das mit einer großzügigen Schenkung ihrer Familie eröffnet worden war.

Vor ihrer Eheschließung mit Craig schenkte Eloise ihm reinen Wein ein. Sie erzählte ihm von den Depressionen, unter denen sie schon öfter gelitten hatte, sowie von ihrer Neigung zu Wutausbrüchen, aber Craig versicherte ihr, dass ihre Liebe alle Hindernisse überwinden würde.

Anfangs widersetzte sich Craig dem Vorschlag seines Schwiegervaters, dass er in der Firma mitarbeiten solle, und behielt stattdessen seine Stelle als Vertriebsleiter einer Ladenkette. Eloise redete ihrem Mann gut zu, doch im familieneigenen Unternehmen einzusteigen. Als er ihr dann aber berichtete, er hätte deshalb nun doch mit ihrem Vater und ihren Brüdern gesprochen, rastete sie förmlich aus. Ihr mache es Sorgen, sagte sie Craig, dass er sich so mit ihrer Familie verstricke und dass ihr Vater sehr kontrollsüchtig sei. Außerdem offenbarte sie ihm, dass sie ihrem älteren Bruder gegenüber deshalb so sehr auf höflicher Distanz blieb, weil er sie sexuell missbraucht hatte, als sie noch klein war.

Craig war beunruhigt und unsicher, was er tun sollte. Er sagte, dass er seine Zusage ja wieder zurückziehen könne. Doch in dem Moment, wo er das tat, überlegte Eloise es sich anders. Sie wusste, dass sein Gehalt dort viel höher sein würde, und so sagte sie Craig, er solle die Stelle im Interesse seiner eigenen Karriere tatsächlich antreten.

Anfangs machte Craig die Arbeit im Familienunternehmen Freude, und er hatte das Gefühl, für seine gute Leistung belohnt zu werden. Im Laufe der Zeit jedoch wurde Eloises Groll immer heftiger, je mehr er davon sprach, dass ihm der Job Spaß mache.

Nach 20 Jahren Betriebszugehörigkeit hatte Craig das Gefühl, in einer Falle zu sitzen, aus der er nicht mehr herauskam. Er genoss zwar die finanzielle Sicherheit, konnte es aber nicht ausstehen, wie sehr sein Schwiegervater ihn an der Kandare hielt. Doch seines Erachtens war es nun zu spät, um noch auszusteigen.

Während die Jahre ins Land gingen, wurde Eloise immer verbitterter. »Hast du mich je wirklich geliebt?«, fragte sie immer wieder. »Es ist okay. Sei ruhig ehrlich. Hast du *mich* gewollt oder das Geld?«, bohrte sie unter Tränen nach. »Ich verstehe nicht, wie du tagein, tagaus mit diesen Männern zusammenarbeiten kannst, wo du doch weißt, wie schlimm die mit mir umgesprungen sind. Mein Leben lang bin ich verletzt und missbraucht worden, und ich habe das Gefühl, das geschieht auch heute noch.«

Craig konnte tun, was er wollte, um sie zu trösten – Eloise hörte nicht auf zu zittern und schluchzte herzzerreißend. Wenn er sie daran erinnerte, dass der Impuls, in die Firma einzutreten, schließlich von *ihr* gekommen sei, antwortete sie, er hätte ja recht – es sei alles ihr Fehler. Bestand er darauf, den Job aufzugeben, weinte sie noch heftiger. Er begann, sie zu der Therapeutin zu begleiten, zu der sie schon seit Jahren ging. Doch Eloise verbrachte die Sitzungen damit, auf ihn loszugehen. Als die Therapeutin ihre Anschuldigungen hinterfragte, stellte sie ihre Besuche dort schlagartig ein.

»Mein Vater, meine Brüder und du, ihr macht alle gemeinsame Sache«, klagte sie. »Jetzt hast du sogar meine Therapie ruiniert, sodass ich damit aufhören muss. Ich wollte, du würdest mir helfen, anstatt alle Welt gegen mich aufzubringen. Aber ich schätze, daran bist wirklich nicht du schuld. Ich hatte schon immer Depressionen. Das wird sich nie ändern.«

Craig fühlte sich immer stärker schuldig an Eloises Unglück. Er entschuldigte sich unablässig. Er gewährte ihr jede Bitte, immer in der Hoffnung, die Frau, die er liebte, dadurch zu besänftigen. Eloise jedoch hörte nicht auf zu weinen. Auch neu hinzugezogene Ärzte und Therapeuten konnten ihr nicht helfen. Eloise deutete Craig gegenüber an, ohne sie wäre er »besser dran«, was Craig noch mehr erschreckte. Er musste sich eingestehen, dass er selbst depressiv war, und begann, psychiatrische Hilfe in Anspruch zu nehmen.

Craig liebte seine Frau, aber er war ratlos, wie er ihr helfen konnte. Zuerst einmal musste er lernen, zu akzeptieren, dass er Eloises Probleme nicht ohne weiteres beheben konnte. Außerdem musste er sich bewusst machen, dass sie sich gegen alle Beruhigungsversuche sperrte. Entweder leugnete sie, dass seine Vorschläge eine Hilfe wären, oder sie ließ sich halbherzig darauf ein, sie auszuprobieren, erklärte dann aber unter Tränen, dass sie nichts brachten. Eloises passiver Zorn drückte sich in ihrer Attitüde der Hoffnungslosigkeit aus. Sie bestrafte Craig, indem sie ihm die Vergeblichkeit seiner Bemühungen, sie zu trösten, unter die Nase rieb.

Als Gegenmaßnahme verlegte er sich darauf, sie in ihrer abgöttischen Liebe zu ihrer Hündin Princess zu bestärken (eine Art Übergangsobjekt, dem sie ohne Angst vor Enttäuschung ihre Liebe schenken konnte).

Außerdem lernte er, es zu vermeiden, direkte Vorschläge zu machen (die sie problemlos zurückweisen konnte), und stattdessen hilfreichere Bekundungen von *Unterstützung* und *Mitgefühl* anzubringen:

> ELOISE: »Craig, ich weiß, ich bin dir manchmal ein Klotz am Bein. Du wärest ohne mich besser dran.«
> CRAIG: »Nein, Eloise. Ich bin dein Mann und ich liebe dich. (*Unterstützung*) Ohne dich würde ich mir völlig verloren vorkommen. Du hast diese furchtbaren Depressionen durchgemacht. Natürlich verlierst du manchmal die Hoffnung. (*Mitgefühl*) Aber du bist eine derart starke Frau, und ich weiß, dass du nicht aufgeben wirst. Wir müssen einfach beide an einem Strang ziehen und uns weiter nach Hilfe umsehen. Ich weiß, wie gerne du mit Princess spielst. Was gibt es sonst noch, was uns so richtig Spaß machen könnte?«

Gegen sich selbst gerichteter Zorn

Mitunter richten von Borderline Betroffene ihren Zorn auch komplett gegen sich selbst, was Sie vor ein anderes Dilemma stellt. Hier steht weniger ihr Selbstschutz im Mittelpunkt als die Hilfe zum Selbstschutz des von Borderline Betroffenen. Nichtsdestotrotz stehen Sie vor der Herausforderung, mit einem fragilen und oft beängstigenden Gefühlsleben umgehen zu müssen.

> Als Heranwachsender erlebte Greg ein Elternhaus, in dem alles nach rasender Wut schmeckte. Jeder schrie jeden an. Und Greg hatte dabei das Gefühl, an der ganzen Zwietracht schuld zu sein. Er war ungeduldig und aggressiv. Er war einfach »böse«.
>
> In der Grundschule wurde bei Greg wegen seiner Ungeduld und Wutausbrüche ADHS diagnostiziert, und man verschrieb ihm Ritalin, was aber nicht half. In der Oberstufe lernte er Marilyn kennen, und sie verliebten sich ineinander.

In ihrer Anwesenheit zügelte Greg seinen Zorn, aber einen flüchtigen Eindruck davon bekam Marilyn dennoch hie und da. Sie warnte Greg, dass sie seine Ausraster nicht hinnehmen würde, falls sie zusammenbleiben würden. Aber es war schwierig. Einmal packte er sie nach einer Auseinandersetzung am Arm und drückte so fest zu, dass sie vor Schmerz aufschrie. Sie sagte ihm, wenn er das auch nur noch ein einziges Mal täte, würde sie ihn verlassen.

Nach drei Jahren Ehe, mit zwei kleinen Kindern und fordernden Jobs, machten Greg die Frustfaktoren in seinem Leben zunehmend zu schaffen. Marilyn bemerkte es, wenn er auf sich wütend war, aber sie brauchte gar nichts zu sagen, da er sich dann wortlos in die Garage verzog. In der Regel ließ sie ihn dort in Ruhe, aber wenn sie die Kinder kurz alleine ließ, um nach ihm zu schauen, bekam sie manchmal mit, wie er mit dem Kopf gegen die Wand hämmerte oder mit einer Schere auf seinen Arm einstach. Wenn sie zu intervenieren versuchte, murmelte er immer nur: »Ich bin einfach ein schlechter Mensch« und wehrte sie ab. In ihren Augen wirkte es so, als wäre er in einer Art Trance. Und in der Tat kam von ihm, wenn er sich beruhigt hatte, mitunter die Bemerkung, er könne sich gar nicht daran erinnern, wie er sich selbst verletzte. Erst wenn er das Blut sah oder sich Schmerzen einstellten, »wachte« er nach eigener Auskunft auf.

Greg nahm bei einem Psychiater zuerst Einzelsitzungen und suchte ihn später dann gemeinsam mit Marilyn auf. Stabilisierende Medikamente halfen, seine Wutausbrüche zu mäßigen. Außerdem überlegten sich die beiden eine hilfreiche Strategie für den Fall, dass ihn wieder dieser Zorn packte. Marilyn sprach, wenn sie spürte, wie sich Frustration bei ihm aufbaute, leise mit ihm. Sie setzten sich zusammen in eine stille Ecke, weg von den Kindern, und dämpften das Licht. Worte der *Unterstützung* und des *Mitgefühls* wirkten beruhigend auf Greg. Marilyn hielt eine Schüssel mit Eiswürfeln im Gefrierschrank bereit. Wenn Greg das Gefühl übermannte, irgendeinen Schmerzreiz zu brauchen, holte er sich diese Schüssel. Er steckte die Hände tief ins Eis und spürte die Kälte. Danach trug er in sein Tagebuch ein, was in ihm vorgegangen war und was ihn wütend machte.

Die verschiedenen Manifestationen des Borderline-Zorns zu bewältigen, gehört zu den größten Herausforderungen in Ihrer Beziehung. Der Borderline-Zorn kann Sie verletzen, an sich selbst zweifeln lassen oder Ihr Selbstwertgefühl ramponieren. Er kann Schuldgefühle schüren oder bewirken, dass Sie sich für Ihr Gegenüber verantwortlich fühlen. Das Ziel ist, die Heftigkeit des Konflikts zu mäßigen. Versuchen Sie, sich alle beide in ein ruhigeres, weniger aufgeheiztes Umfeld zu manövrieren, in dem ruhigere Überlegungen möglich werden.

Was Sie tun können

Bleiben Sie cool

Werfen Sie bei Auseinandersetzungen keine Gegenargumente in die Waagschale. Warten Sie ab, bis Ihr Gegenüber mit seiner Tirade fertig ist, bevor Sie reagieren. Vermeiden Sie es, seine Wut mit einer entsprechenden Reaktion Ihrerseits zu beantworten. Lauter zu brüllen als der andere lässt die Lage nur noch weiter eskalieren. Wenn Sie auf subtile Kritik an Ihnen mit passiv-aggressivem Verhalten reagieren, zieht das den Konflikt nur noch mehr in die Länge.

Seien Sie ein verlässlicher Partner, ohne co-abhängig zu sein.

Sie können die Position der Borderline-Persönlichkeit vielleicht nachvollziehen, aber Sie müssen nicht einverstanden sein mit dem Bild, das sie von Ihnen oder der Situation zeichnet, oder dieses Bild bestätigen.

Bianca war überzeugt, dass ein Junge aus der Nachbarschaft ihre fünfjährige Tochter mobbte, und verlangte von ihrem Mann, als sie die Eltern des Jungen auf der Straße auf sich zukommen sahen, er solle sie zur Rede stellen.

Bianca: »Wenn dir irgendetwas an deiner Tochter liegt, gehst du jetzt auf der Stelle auf die beiden zu und forderst sie auf, ihren Sohn dafür zu bestrafen, wie er sich aufführt.«

Umer: »Na ja, Moment mal, Bianca, ich denke nicht ... «

Bianca: »Umer, wenn du zu feige bist, um für unsere Familie einzustehen, gehe ich selbst hin und regle das.«

Umer: »Natürlich beunruhigt dich die ganze Sache. (*Mitgefühl*) Ich stimme dir absolut zu, dass wir beide zusehen müssen, dass wir unsere Tochter beschützen. Und ich mache mir ebenso Sorgen wie du. (*Unterstützung*) Aber zuerst einmal müssen wir uns mit ihr noch näher über diese Sache unterhalten. Sie hat einfach nur gesagt, der Junge sei ›gemein‹ zu ihr gewesen. Wir wissen nicht so genau, was sie damit gemeint hat. Falls er Probleme macht, werde ich die Eltern anrufen und mit ihnen darüber reden, aber nicht vor den Kindern.« (*Wahrheit*)

Lenken Sie den Fokus auf etwas Unverfänglicheres

Sollten sich leidenschaftliche Wutausbrüche nicht mildern lassen, lenken Sie die Aufmerksamkeit auf ein weniger belastetes Thema oder auf ein gemeinsames Anliegen. So sprach Stan in einem der vorangegangenen Beispiele von der hingebungsvollen Liebe zu ihrer Tochter, um Marge während einer heftigen Eskalation abzulenken. Eine andere Möglichkeit ist die, Bedenken ins Spiel zu bringen, die damit zu tun haben, wie andere auf den Konflikt reagieren könnten, etwa so: »Ich fürchte, unsere Gäste können uns hören«; »Wie wird unsere Familie das wohl aufnehmen?« Sie können die Aufmerksamkeit auf einen Punkt lenken, der mit der Sache, um die es geht, zusammenhängt. Ein kompletter Themenwechsel wird Ihrem Gegenüber so vorkommen, als wollten Sie das Thema ausblenden. Ein Schwenk zu verwandten Themen jedoch – etwa den Kindern, dem Job, Problemen mit dem Haus oder anderen gemeinsamen Verpflichtungen – kann von einem Streit ablenken und in eine kooperationsbereitere Richtung führen.

Betonen Sie zunächst Unterstützung und Mitgefühl

Ein wütender Borderliner ist vielleicht außerstande, die *Wahrheit* zu hören, solange nicht eine gewisse Beruhigung eingetreten ist. Zeigen Sie Ihrem Liebsten oder Ihrer Liebsten zunächst einmal, inwiefern Sie sich einig sind.

Bewahren Sie sich Ihr Selbstwertgefühl

Akzeptieren Sie nicht unhinterfragt negative Projektionen, wer Sie angeblich sind. Wenn ein Mensch, der Ihnen sehr am Herzen liegt, Sie kritisiert, heruntermacht und das, woran Sie glauben, in Frage stellt, kann es schwerfallen, sich das eigene Selbstwertgefühl zu bewahren. Sie brauchen unbedingt noch andere, positive Einflüsse in Ihrem Leben. Das kann beispielsweise jemand aus dem Freundeskreis sein oder ein Therapeut, dem Sie vertrauen, mit dem Sie sich aussprechen können. Es hilft, einer anderen Person gegenüber laut auszusprechen, was Sie gerade belastet. Hobbys nachzugehen, Sport zu treiben oder andere Interessen zu haben, die Sie befriedigen, kann für positives Feedback sorgen. Diese für Sie förderlichen Menschen und Interessen können ein bestärkendes, aufbauendes Gegengewicht zu den mitunter reichlich auslaugenden Belastungen in der Beziehung bieten.

Kämpfen Sie mit fairen Mitteln

Schreiben Sie den Zorn der Borderline-Persönlichkeit nicht ihrer Krankheit oder ihrem Gesundheitszustand zu. Bemerkungen wie »Kann es sein, dass du deine Tabletten heute nicht genommen hast?« oder »Du hast bestimmt deine Tage« werden nur Öl ins Feuer gießen.

Setzen Sie nicht Ihnen anvertraute Informationen als Waffe ein: »Du bist genau wie deine Mutter. Wahrscheinlich bist auch du auf dem besten Weg, gewalttätig und ausfallend zu werden, wie du es ja von ihr erzählt hast.« Äußerungen dieser Art können als Verrat erlebt werden und das Vertrauen zwischen Ihnen völlig zerstören.

Fair zu bleiben erlaubt Ihnen trotzdem anzusprechen, wie verletztend der Zorn der Borderline-Persönlichkeit ist: »Du willst mir offenbar so richtig wehtun, oder warum wirfst du mir sonst solche Gemeinheiten an den Kopf?«

Achten Sie auf klare Grenzen

Seien Sie sich gewahr, dass sie Ihrem Gegenüber nur in begrenztem Maße *Unterstützung* und *Mitgefühl* bieten können. Es kann gut sein, dass die *Wahrheit*, die Realität der Situation, über den Ausgang des Ganzen entscheidet, und wie dieser aussieht, haben Sie möglicherweise nicht in der Hand.

Den »Ich-hasse-dich«-Teil der Borderline-Persönlichkeitsstörung auszuhalten, ist vielleicht die gewaltigste Herausforderung, wenn es darum geht, Ihre Beziehung aufrechtzuerhalten. Es ist wichtig, zu verstehen, dass das Borderline-typische Verhalten ein Symptom der Krankheit ist. Es wurde als Mechanismus entwickelt, der die Betroffenen vor Verletzungen schützen soll – und ist keine reine Herabwürdigung Ihrer Person. Die Attacken durchzustehen in dem Wissen, dass eigentlich nicht Sie persönlich gemeint sind, wird Ihnen durch schwierige Zeiten hindurchhelfen. Die Strategien anzuwenden, die hier beispielhaft ausgeführt werden, kann hierbei helfen. Und abgesehen davon kann das Wissen, dass die Wut irgendwann verflogen sein dürfte, Ihnen die Geduld verleihen, die Sie brauchen, um eine liebevolle Beziehung aufrechtzuerhalten.

Im nächsten Kapitel geht es um das genaue Gegenteil zu einem Zorn, der Sie von sich wegstößt: um die aus dem Gefühl der Abhängigkeit geborene Angst davor, verlassen zu werden, und wie Sie mit dieser Facette der Borderline-Persönlichkeitsstörung fertigwerden.

6. Verlassenheitsängste

Die Kehrseite des eher mit Entfremdung einhergehenden Borderline-Zorns ist die Angst davor, isoliert und verlassen zurückzubleiben. Diese beiden Gefühlswelten tauchen sogar so oft zusammen auf, dass sie in den Titel des ersten von mir mitverfassten Buches eingeflossen sind: *Ich hasse dich – verlass mich nicht.* Ein Song von Demi Lovato trägt den gleichen Titel. In ihm wird ein Mädchen besungen, das in den Arm genommen, aber nicht berührt werden will, und dessen verworrene Beziehungen ein böses Ende nehmen: »*When they love me, they leave me*« (»Wenn sie mich lieben, verlassen sie mich«) heißt es im Text.

Im gleichen Umfang, wie der Borderline-Zorn bewirkt, dass Ihr Gegenüber Sie von sich wegstößt, können die Borderline-typischen Ängste, verlassen zu werden, dafür sorgen, dass die Person so viel Nähe haben will, dass es Ihnen die Luft abschnürt. Die Panik, womöglich allein zurückzubleiben, führt dazu, dass sich die Borderline-Persönlichkeit so sehr an Sie klammert, dass es geradezu etwas Klaustrophobisches hat. Oft sehen Sie sich vielleicht mit irritierend widersprüchlichen Forderungen konfrontiert: Episoden wütender Zurückweisung wechseln sich mit einem flehentlichen Betteln um tröstliche Nähe ab.

Verlassenheitsängste resultieren häufig aus vorangegangenen Enttäuschungen und früher Deprivation. Sie nähren sich nicht nur aus Ängsten, die angesichts einer räumlichen Trennung entstehen. Auch emotionaler Rückzug kann Verlassenheitsnöte auslösen.

Unabdingbar ist hier, zu verstehen, dass es vielleicht unmöglich ist, dem anderen solche Ängste voll und ganz zu nehmen. Vielleicht sind Sie versucht, seinen flehentlichen Beschwörungen zu glauben, dass Sie – und nur Sie – diese ständige Angst lindern können. Es ist immer eine Versuchung, die Rolle des Helden oder der Heldin zu spielen. Aber Sie können so viel zusichern und beruhigen, wie Sie wollen – es ist gut möglich, dass es nie reicht, um das Loch vollständig und dauerhaft zu stopfen. Allerdings lässt sich die Panik mit Hilfe der hier beschriebenen Techniken durchaus dämpfen. Und im Laufe der Zeit kann sich die Beziehung so in eine gesündere Richtung bewegen.

Die Verlassenheitsängste der Borderline-Persönlichkeit können sich auf diverse Weisen zeigen. Sie können sich in Bedürftigkeit niederschlagen, in einem Heischen nach Aufmerksamkeit, in destruktivem Verhalten oder zorniger Frustration. Um sich auf den Umgang hiermit vorzubereiten, müssen Sie Borderline-typische Verhaltensweisen als solche erkennen können, und dabei auch Ihre eigenen Bedürfnisse, wunden Punkte und Grenzen akzeptieren.

Bedürftigkeit

Borderline-Betroffene zeigen oft das Bedürfnis, gleich Nähe herzustellen. Dieses Phänomen geht auf ein seit langen Jahren eingeschliffenes Gefühl der Leere zurück – einer Leere, die danach verlangt, ausgefüllt zu werden. Nach einem kurzen, belanglosen Kennenlernen mit Fremden ergreift die Borderline-Persönlichkeit vielleicht die Initiative, sich häufig zu treffen, und gibt persönliche Details preis, die angesichts der Neuheit der Beziehung unangemessen distanzlos wirken.

Daraus folgt unter Umständen wenig später, dass die Borderline-Persönlichkeit ein inniges Verhältnis voraussetzt, das gar nicht existiert. Sie gibt etwa auf ihrer üppig bebilderten Facebook-Seite bekannt, dass Sie zusammen sind – dabei lernen Sie sich doch gerade erst kennen. Sie machen vielleicht die schockierende Erfahrung, dass Ihr Gegenüber ankündigt: »Wenn du mich je verlässt, bringe ich mich um«, dabei kennen Sie sich doch erst seit kurzem etwas näher. Selbst wenn bereits die Dynamik einer längeren, verbindlichen Beziehung entstanden ist, kann es gut sein, dass Ihr Liebster oder Ihre Liebste ständig um die Versicherung bettelt, dass Sie ihn beziehungsweise sie nicht verlassen werden.

Es ist ein wichtiger Punkt, diese rasant Fahrt aufnehmende Intimität in Langzeit- wie auch in noch jungen Beziehungen als Borderline-Verhalten zu erkennen und zu merken, wo Ihre persönlichen Grenzen sind. Wenn Sie allzu lange zu viele eigene Bedürfnisse opfern, müssen Sie vielleicht etwas an der Beziehung ändern oder sich ein Stück weit aus ihr zurückziehen, damit sie Bestand haben kann.

Kim himmelte ihren großen Bruder Eugene geradezu an. Er, der drei Jahre Ältere, war fürsorglich und beschützend. Eugene sah gut aus, war ein guter Schüler und brillanter Sportler. Kim war schüchtern, pummelig und weniger attraktiv. Als Eugene aus dem Elternhaus auszog, um zu studieren, verlor Kim den Boden unter den Füßen. Ohne ihn fühlte sie sich allein. Ihre Eltern, die gar nicht aufhören konnten, von Eugenes Leistungen zu schwärmen, schienen kaum Augen für Kim zu haben.

In Kims erstem Jahr an der High School wurde bei ihrer Mutter Brustkrebs diagnostiziert. Im Jahr darauf starb sie. Ihr Vater bewältigte den Verlust, indem er mehr Zeit in seiner Firma verbrachte. Eugene rief zwar regelmäßig an, war aber von seinem Studium und seinen eigenen Aktivitäten in Beschlag genommen. Kim fühlte sich allein und jeglicher familiären Bindung beraubt. Nach ihrem Schulabschluss nahm sie einen anspruchslosen Verwaltungsjob mit gelegentlichem Kundenkontakt im väterlichen Betrieb an.

Mittlerweile hatte Eugene seinen Collegeabschluss in der Tasche und kehrte nach Hause zurück, um ebenfalls im väterlichen Unternehmen zu arbeiten. Außerdem gab er seine Verlobung mit seiner Kommilitonin Laine bekannt. Sechs Monate nach der Hochzeit der beiden starb der Vater von Eugene und Kim plötzlich an einem Herzinfarkt. Der abrupte Verlust ihres Vaters war für Kim schon angstbesetzt genug, was ihr aber noch zusätzlich Angst machte, war der Verlust ihres Bruders an seine neue Frau und Familie, durch die sie sich noch mehr abgeschnitten sah. Sie fühlte sich einsamer als je zuvor und heftete sich umso mehr wie eine Klette an Eugene.

Mehrmals im Laufe eines Arbeitstags verließ Kim ihr Büro und begab sich mit irgendwelchen fadenscheinigen Fragen zu ihm, einfach nur, um ihn zu sehen. »Ich vergesse sonst ganz, wie du aussiehst«, verkündete sie dann immer.

Kim bestand darauf, mehr Zeit mit Eugene und Laine zu verbringen. Sie rief fast jeden Tag an oder kam bei ihnen vorbei. Außerdem führte sie ein »Freitagabend-Ritual« ein – einen selbst ausgedachten »Familienbrauch«, der vorsah, dass sie mit den beiden jeden Freitagabend essen und ins Kino ging. Ein enger Kontakt zwischen ihnen, behauptete Kim, sei ja etwas, das »Ma und Pa immer gewollt« hätten. Als Eugene sich nach ihren eigenen Sozialkontakten erkundigte und ob sie denn auch Zeit mit Freunden verbrächte, gab Kim zurück, sie hätte ja Laine und ihn. Und sie seien ihr allemal wichtiger als ein Freundeskreis.

Anfangs begegnete Laine Kims Einmischung in ihr Beziehungsleben freundlich und tolerant, nach einer Weile jedoch geriet das Ganze immer mehr zur Belastung. Das steigerte sich noch, als Laine erfuhr, dass sie schwanger war. Eugenes eigene Frustration wuchs angesichts von Laines Klagen noch mehr. Doch je mehr er versuchte, auf Kims Bedürfnisse einzugehen, desto mehr bestand sie darauf, noch mehr Zeit mit ihnen zu verbringen. Da Laine immer stärker auf mehr Privatsphäre pochte und Bedenken äußerte, wie das alles mit dem baldigen Familienzuwachs laufen sollte, wurde Eugene klar, dass er Kim offen darauf ansprechen musste.

Umgang mit Verlassenheitsängsten

Vielleicht waren Sie schon einmal in der gleichen Lage wie Eugene: Sie lieben jemanden und fühlen sich für diesen Menschen verständlicherweise ein Stück weit verantwortlich, müssen sich in der Beziehung jedoch gleichzeitig auch abgrenzen, wenn sie erhalten bleiben soll. Eugenes erster Versuch, seine Schwester auf ihre Verlassenheitsängste anzusprechen, lief nicht so gut, wie er gehofft hatte:

Am Ende eines Arbeitstags im Büro trat Eugene auf Kim zu und bat sie um ein kurzes Gespräch.

»Was habe ich getan? Bist du wütend auf mich?«, fragte sie.

»Nein, natürlich nicht. Es geht nur darum, dass du und ich etwas mehr Abstand voneinander brauchen. Es wirkt so, als wärst du ständig um uns herum, und Laine braucht während ihrer Schwangerschaft etwas mehr Zeit für sich und mit mir allein.«

»Ich habe es gewusst! Laine hat mich noch nie ausstehen können! War mir gleich klar, dass sie dich manipuliert und will, dass ich aus eurem Leben verschwinde.«

»Nein, nein, Kim. Das stimmt nicht. Aber wir haben beide das Gefühl, keine Luft mehr zu kriegen. Du bist pausenlos da. Es wird uns zu viel. Du brauchst noch andere Bekannte, andere Interessen in deinem Leben.«

»Die Familie *ist* mein Leben!«, keifte Kim, nun unter Tränen. »Das ist alles, was Ma und Pa je gewollt haben – dass wir als Familie eng zusammenhalten.«

»Kim, wir werden immer eine Familie sein, aber Laine und ich kriegen eben ein Baby und … «

»Jaja, deine neue Familie. Und ich bin auf einmal außen vor. Seit Ma und Pa weg sind, habe ich gar keinen mehr, nicht einmal dich. Dir und Laine wäre es am liebsten, wenn ich mich einfach verdünnisiere und sterbe. Dann hättet ihr eine Sorge weniger.«

Eugene fühlte sich schuldig, entnervt und wütend. »Verdammt noch mal, Kim! Wir sagen nur, dass wir etwas mehr Zeit für uns brauchen – um das Kinderzimmer einzurichten, uns mit unseren Freunden zu treffen, einfach unter uns zu sein.«

»Na klasse!«, brüllte Kim und erhob sich von ihrem Stuhl. »Ich werde euch nicht mehr nerven.« Sie stapfte weinend aus dem Büro, während Eugene einfach dasaß und von Schuldgefühlen geplagt wurde.

Konfrontation mit Bedürftigkeit

Eugene kann den Konflikt auch anders angehen. Er muss dabei den Fokus nur auf Kim und sich selbst gerichtet halten. Laines Position anzusprechen, verwässert die Interaktion. Es lenkt die Aufmerksamkeit vom Umgang der beiden miteinander ab und auf Laine, die damit zum Sündenbock wird. Und es bewirkt, dass Eugene sich nicht seiner Verantwortung dafür stellt, Kim mit der Situation zu konfrontieren.

Außerdem muss er konkrete Grenzen aushandeln, auf deren Einhaltung konsequent bestanden wird. Hierzu könnten regelmäßige Zeitfenster gehören, in denen Eugene mit seiner Familie »ganz privat« allein sein kann. Und er könnte Kim mitteilen, dass es fortan keine »Überraschungs«-Besuche mehr geben wird. Als Gegengewicht zu diesen klaren Abmachungen sollten gleichermaßen konkrete Lösungsansätze vorgeschlagen werden, die Kim entgegenkommen, etwa jede Woche eine feste »Besuchszeit« und bestimmte gemeinsame Unternehmungen, an denen alle Beteiligten teilnehmen können.

Und schließlich sollte Eugene noch mehr *Unterstützung* und *Mitgefühl* einsetzen, bevor er die *Wahrheit* anspricht und Kim somit stärker fordert.

Das obige Szenarium wäre vielleicht ganz anders abgelaufen, wenn Eugene diese Techniken angewandt hätte.

EUGENE: (mit Unterstützungsaussagen beginnend) »Nein, Kim, alles gut. Ich will dir etwas zeigen. Weißt du noch, wie ich an Thanksgiving mit der Kamera auf dem Stativ Porträtaufnahmen von uns dreien gemacht habe? Ich habe dir eine davon mitgebracht. Ich finde, das Foto ist richtig gut geworden. Ich liebe dieses Bild. Alle sehen darauf gesund und glücklich aus, und Laine streckt so schön ihren Babybauch raus.«

KIM: (begeistert) »Danke, Gene! Ich weiß auch schon, wo ich es aufstelle – auf meiner Schlafzimmerkommode! Dann sehe ich euch gleich beim Aufwachen und Schlafengehen.«

EUGENE: (bezieht Kim gezielt in die Familie ein) »Tja, wir freuen uns wirklich riesig auf das Baby! Und ich denke, ich kenne einen guten Babysitter, der uns ja vielleicht zur Hand gehen mag.«
KIM: »Worauf du dich verlassen kannst! Tante Kimmie steht parat. Ich kann es kaum erwarten.«
EUGENE: »Laine und ich auch nicht. Wir sind schon am Planen. Wir richten gerade das Zimmer für das Baby ein und sind am Streichen und dabei, uns um die Möbel zu kümmern. Wir haben also eine Menge zu tun.«
KIM: »Na ja, du weißt ja, dass ich da einbezogen werden will. Lasst mich mithelfen.«
EUGENE: »Kim, wir brauchen etwas Zeit, um unser Nest herzurichten. Nur wir zwei. Um uns an das Gefühl zu gewöhnen, Eltern zu sein. Und wo wir jetzt bald Nachwuchs bekommen, denken wir schon darüber nach, wie wir das Kind erziehen wollen. Ich weiß, unsere Familie war ja nie sonderlich religiös, aber wir haben beschlossen, dem Baby ein jüdisches Elternhaus zu bieten. Laine und ich werden also freitagabends wieder zum Sabbat-Gottesdienst gehen.«
KIM: »Aber das ist doch *unser* Freitagabend!«
EUGENE: (drückt *Mitgefühl* aus und bietet konkrete Alternativen an) »Ich weiß, Kim. Wir ersetzen dieses Ritual durch ein Ritual mit Gott. Und ich weiß, dass du enttäuscht bist, aber ich dachte mir, wir unternehmen stattdessen etwas anderes. Ich schätze, wir können Mitte der Arbeitswoche gut eine kleine Auszeit gebrauchen. Also werde ich dich mittwochs immer zum Mittagessen ausführen. Vielleicht können Laine und das Baby manchmal mit dazukommen.«
KIM: »Das ist nicht dasselbe. Ich brauche diese Zeit mit dir!«
EUGENE: »Das verstehe ich, Kim. Es ist schon etwas anderes, und Veränderung ist schwer. (*Mitgefühl*) Aber unser Leben wird anders werden, wenn das Baby erst einmal da ist. Und ich denke, das wird auch für dich Veränderungen mit sich bringen – bezogen auf deine Rolle innerhalb der Familie. (*Wahrheit*) Du wirst nicht mehr einfach nur die kleine Schwester sein. Du wirst Tante. Wir drei zählen da-

rauf, dass du stark und verantwortungsbewusst bist. Für mich ist es unabdingbar, dass du auch ein Leben außerhalb unserer kleinen Enklave führst. Ich will, dass du uns und unserem Kind dein Leben außerhalb nahebringst, deine andersartigen Erfahrungen, deine Welt jenseits unserer eigenen.«

KIM: »Na ja, sicher, das mache ich. Aber das bedeutet ja nicht, dass sich gleich so viel verändern muss.«

EUGENE: »Ich will nicht, dass du deine Kraft größtenteils über uns beziehst. Mir ist es sehr wichtig, dass du neue Interessen und Aktivitäten entwickelst. Als Jugendliche warst du eine richtig gute Sportlerin. Du warst super beim Volleyball. Das Bürgerhaus organisiert eine Volleyball-Liga. Ich fände es toll, wenn du dir einmal überlegen würdest, ob du nicht mitmachen willst. Und auch wieder ins Fitnessstudio gehst. Dein Neffe wird ein gutes Vorbild brauchen, ein gesundes Vorbild.«

KIM: (die Unterstützungsaussagen entgehen ihr) »Aber trotzdem brauche ich Zeit mit dir. Du lässt mich einfach fallen.«

EUGENE: (erneut seine *Unterstützung* bestätigend und dann darauf hinweisend, dass nachzugeben und sie in ihrer Abhängigkeit zu bestärken, sie in ihrem Wachstum hemmen kann) »Kim, ich bin dein großer Bruder. Ich habe mich immer um dich gekümmert und dich beschützt. (*Unterstützung*) Ich mache mir Gedanken, dass ich dich manchmal vielleicht *zu sehr* behütet habe. Du bist mit einem Problem zu mir gekommen, und ich habe immer versucht, es aus dem Weg zu schaffen. Und vielleicht habe ich dich dadurch ein Stück weit dabei ausgebremst, selbst klarzukommen. Du darfst kein Leben führen, das sich einzig und allein um mich, Laine und das Baby dreht. Ein derart eingeschränkter Kreis ist ungesund. Du brauchst ein eigenes Leben. Und ich trete in den Hintergrund. Du brauchst andere Freunde, andere Interessen. Und wir auch. Wir müssen andere junge Paare und Familien mit kleinen Kindern kennenlernen. Du weißt, du warst uns als Teil der Familie immer willkommen, aber jetzt brauchen wir auch Zeit für unsere eigene Familie. Ich will auch nicht, dass du einfach hereinplatzt, wann immer dir danach ist. Du musst vorher anrufen. Vielleicht klappt es in der Zeit der Umstellung auf einen Säugling nicht immer, regelmäßige Zeiten in der Woche einzuhalten. Aber wir werden immer eine Familie bleiben und zusammen sein.« (*Wahrheit*)

KIM: (lässt das *Mitgefühl* nicht an sich heran, weint) »Du verlässt mich! Genau wie Ma mich verlassen hat, wie Pa es getan hat. Du verstehst es nicht! Ich bin dann ganz allein!«

EUGENE: »Nein, Kim. Ich werde dich immer lieben. (*Unterstützung*) Ich verstehe, dass du dich schlecht fühlst und die Sorge hast, du könntest auf der Strecke bleiben. (*Mitgefühl*) Aber das ist ja nicht der Punkt. Wir sind einfach nur dabei, ein neues Verständnis davon zu entwickeln, wie wir auch weiterhin eine Familie sein können. Eine Familie, die eben Zuwachs bekommt und die für uns alle neue Rollen bereithält – Papa, Mama und Tante Kimmie.« (*Wahrheit*)

Mehrere Monate lang fiel es Kim schwer, sich auf die neuen Gegebenheiten einzustellen, aber Eugene und Laine waren konsequent darauf bedacht, dass die gesetzten Grenzen eingehalten wurden. Wenn Kim unangekündigt bei ihnen zu Hause auftauchte, sagten sie ihr, der Zeitpunkt sei gerade ungünstig, und baten sie, zu einer bestimmten Zeit wiederzukommen. Einer von beiden rief Kim mehrmals die Woche an, um ein längeres Telefonat mit ihr zu führen; wenn Kim aber ihrerseits bei ihnen anrief, waren sie kurz angebunden. Sie ließen nicht locker damit, sie weiterhin anzuspornen, ihr soziales Netzwerk zu erweitern, indem sie Kim immer wieder auf Aktivitäten aufmerksam machten, die sie interessieren könnten. Sie luden sie zu diversen Anlässen ein, bei denen sie Kim mit anderen Menschen bekannt machen konnten. Eine Zeit lang nahm Kim das gerahmte Bild mit ins Bett, das Eugene ihr geschenkt hatte, später jedoch kam es auf ihre Kommode, zusammen mit einem aktuelleren Bild von ihr, Eugene, Laine und dem Kleinen.

Diese Intervention war deshalb erfolgreich, weil Eugene und Laine sie vorab geplant hatten und über Borderline-typische Probleme mit Verlassenheitsängsten Bescheid wussten. Eugene überließ Kim zunächst einmal ein Übergangsobjekt (das gerahmte Foto). Er betonte seine *Unterstützung* und sein *Mitgefühl*. Er hörte aufmerksam zu und achtete auf ihre Reaktionen, um abzuschätzen, ob sie ihn wirklich hörte. Und er unterstrich Unterstützungsbotschaften und Botschaften des Mitgefühls noch einmal, wenn sie nicht bei ihr ankamen. Außerdem war ihm und seiner Frau klar, dass sie konsequent auf die Einhaltung der neuen, der *Wahrheit* verpflichteten Grenzen drängen müssten, die sie der Beziehung auferlegten. Sie bereiteten sich darauf vor, wie sie reagieren würden, falls Kim testen würde, wie weit sie gehen konnte. Und dann schufen sie noch eine neue Familienstruktur, die Kim mit einbezog und die sie akzeptieren konnte.

Nah, aber nicht zu nah

In der Regel werden Sie die Verlassenheitsängste von Borderlinern in der Form erleben, dass sie Nähe und Rückversicherung einfordern. Ihr Gegenüber äußert ein in Ihren Augen möglicherweise übergroßes Bedürfnis nach Kuscheln und Umarmungen. Sex verkommt vielleicht immer mehr zu einem zwanghaften Ritual, anstatt spontaner Ausdruck von Liebe oder Lust zu sein.

Manchmal jedoch bewirkt die Angst der Borderline-Persönlichkeit davor, verlassen oder verschlungen zu werden, widersprüchliche Botschaften. Vielleicht ist sie eifersüchtig auf Ihre sonstigen Beziehungen und verlangt Exklusivität, lässt sich aber selbst auf Flirts oder flüchtige Affären mit anderen ein. Das unbedingte Bedürfnis, für Sie, aber auch für andere attraktiv sein zu müssen, ist ein Schutz vor dem Verlassen-Werden. Die Betroffenen, die womöglich mit Verlassenheitsnöten zu kämpfen haben, halten es eventuell für nötig, sich selbst die beruhigende Gewissheit zu verschaffen, immer noch »etwas in petto« zu haben.

Derart gemischte Emotionen machen eine exklusive verbindliche Beziehung schwierig. Wenn Sie die Beziehung erhalten wollen, müssen Sie vielleicht Borderline-typische Verhaltensweisen hinnehmen, die mal mehr, mal weniger Intimität bedeuten.

Charlene und Tanya lernten sich in einer Bar kennen und fühlten sich sofort zueinander hingezogen. Außerdem stellten sie überrascht fest, wie ähnlich sie sich waren. Beide kamen aus schwierigen Familienverhältnissen. Beide hatten etliche unbefriedigende Affären hinter sich. Sie erlebten häufig Stimmungsumschwünge. Beide hatten in der Vergangenheit sogar den gleichen Therapeuten gehabt, wenn auch zu unterschiedlichen Zeiten, und kamen lachend überein, dass er ihnen keine Hilfe gewesen war.

Nachdem sie mehrere Monate lang den Großteil ihrer Zeit zusammen verbracht hatten, schlug Charlene vor, sie könnten doch zusammenziehen. Doch Tanya sträubte sich dagegen. Sie befürchtete, dass das Zusammenwohnen allzu beengend werden könnte. Außerdem hatte sie Angst, für Charlene an Reiz zu verlieren, wenn sie sich allzu vertraut würden. Tanya wollte zwar mit Charlene zusammen sein, aber nicht zu sehr. Bei zu viel Nähe, so ihre Befürchtung, müsste sie ihre Unabhängigkeit opfern.

Obwohl Charlene sie diesbezüglich immer wieder beruhigte, war Tanya unsicher, was ihre Attraktivität und sexuelle Leistung anging. Nach einer Weile bekannte Charlene ihre Frustration über Tanyas ständiges Trostbedürfnis, was Tanyas Unsicherheit noch erhöhte. Tanya machte es fuchsteufelswild, dass Charlene nach wie vor Nettigkeiten mit anderen Frauen austauschte. Dabei setzte Tanya selbst ungerührt sexuelle Bekanntschaften fort und unterhielt eine Romanze mit einer anderen Frau. Tanya und Charlene stritten sich immer wieder und trennten sich dann (manchmal gleich für mehrere Monate), um sich im Anschluss wieder zu versöhnen.

Schließlich wurde Charlene klar, dass sie und Tanya unterschiedliche Erwartungen an die Beziehung hatten. Sie liebten sich, doch während Charlene zu einer festen Beziehung bereit war, war das bei Tanya nicht der Fall. Charlene fühlte sich für Tanya verantwortlich, sah aber, dass Tanya ihre Hingabe nicht im gleichen Maße erwidern konnte. Charlene erkannte zwar, dass Tanya unablässig Bestätigung von mehreren Seiten brauchte, jedoch war sie es zunehmend leid, wie Tanya nach jeder Eroberungstour schleunigst wieder in die traute Sicherheit ihrer Beziehung schlüpfte. Nach einer ernsten Auseinandersetzung sprach Charlene dies schließlich direkt an.

TANYA: »Ich weiß, dass du sauer auf mich bist. Bitte, Charlene, verlass mich nicht. Ohne dich könnte ich nicht weiterleben.«
CHARLENE: »Tanya, ich werde nie aufhören, dich zu lieben. Und ich weiß, dass du mich ebenfalls liebst. Ich will dich immer in meinem Leben haben. (*Unterstützung*) Klar ist aber, dass wir im Moment nicht das Gleiche voneinander wollen. Ich bin so weit, eine feste Beziehung einzugehen. Aber du bist nicht an dem Punkt, dich da festlegen zu wollen. Ich verstehe, wie wichtig es für dich ist, das Gefühl zu haben, du hast dein Leben selbst in der Hand. Ich denke, manchmal fühlst du dich in unserer Beziehung eingeengt. (*Mitgefühl*) Ich muss dich du sein lassen, und wir beide müssen akzeptieren, dass wir derzeit in unserem Leben an unterschiedlichen Punkten stehen. (*Wahrheit*) Und das ist okay. Ich bin nicht bereit, unsere Beziehung aufzugeben. Ich akzeptiere das, was wir haben. Jetzt. Ich hoffe schon, dass daraus eines Tages noch etwas Festes wird. Aber fürs Erste müssen wir uns nicht mehr so viel in die Haare kriegen, wenn wir einfach akzeptieren, wer wir als Paar sind.«

Wie Charlene werden Sie die Borderline-typischen Unsicherheitsgefühle bei Ihrem Gegenüber nicht ganz eindämmen können. Um die Bindung aufrechtzuerhalten, müssen Sie es vielleicht hinnehmen, dass mehr Verbindlichkeit zu diesem Zeitpunkt nicht möglich ist. Sie spüren vielleicht einen ständigen Wechsel zwischen Anziehung und Abstoßung dem anderen gegenüber, vergleichbar mit den Gravitationskräften zwischen einem Stern und umkreisenden Planeten, die dafür sorgen, dass sie stets verbunden bleiben, ohne je zu kollidieren. Sich nahekommen, aber nicht zu nah; aufeinander bezogen sein, aber auch nicht zu sehr. Eine solche Beziehung heilt zwar nicht die Verlassenheitsängste Ihrer oder Ihres Liebsten, bietet Ihnen aber weiterhin einen Platz im Leben des anderen – mit einem Maß an Nähe, mit dem beide leben können.

»Ich weiß, dass du mich verlassen wirst«

Aufgrund ihrer Angst, von Ihnen verlassen zu werden, ist die Borderline-Persönlichkeit immer auf der Hut. Es kann gut sein, dass sie davon überzeugt ist, Sie würden irgendwann ihr eigentliches Ich aufdecken, das man unmöglich lieben kann, und dann die Beziehung zu ihr beenden. Vielleicht verlangt sie von Ihnen ständige Beteuerungen, dass Sie sie lieben und nicht verlassen werden. Alternativ hierzu wird sie Ihnen möglicherweise immer wieder auf den Zahn fühlen, um zu sehen, ob Sie sich zurückziehen. Dieses Verhalten kann exzessive Ausmaße erreichen, wenn die Person bereits zu der Haltung gelangt ist: »Mach schon, bringen wir es hinter uns.«

Anfangs waren Lisas Bemerkungen gegenüber Max reine Frotzelei. Wenn er ihr zum Geburtstag Ohrringe schenkte, versetzte sie: »Sind das die gleichen wie die, die du deiner Geliebten gekauft hast?« Wenn sie intim gewesen waren, bemerkte sie: »Na, wohl einfach herumgelungert und mal geguckt, ob du heute Glück hast?« Nach einer Weile bekamen ihre Sprüche einen zunehmend bitteren Beigeschmack. Bei einem kleineren Streit sagte sie zu Max: »Wenn du nicht glücklich bist, sag es nur. Ich weiß ja, dass du mich verlassen wirst. Warum gehst du nicht einfach?!« Dazu mischten sich flehentliche Appelle wie: »Du liebst mich doch noch, oder? Bitte hab Geduld mit mir. Ich will dich nicht verlieren.«

Max wurde schließlich klar, dass auch ständige Bestätigung nie reichen würde, um Lisa voll und ganz zufriedenzustellen. Also begegnete er ihrem Distanzierungsgebaren mit Verständnis, was dazu beitrug, die Spannung zu reduzieren: »Ich liebe dich sehr, und unsere Beziehung ist mir kostbar. (*Unterstützung*) Du hast mir erzählt, wie du in früheren Beziehungen verletzt worden bist, und vielleicht bist du nicht ganz sicher, wie das denn bei unserer Beziehung ist. (*Mitgefühl*) Ich denke, manchmal bemühst du dich zu sehr, es mir recht zu machen, was du aber eigentlich gar nicht musst. In letzter Zeit allerdings habe ich das Gefühl, es passiert das genaue Gegenteil: es ist, als würdest du mich prüfen; mich von dir wegstoßen, um zu sehen, ob ich gehe. (*Wahrheit*) Auch das brauchst du nicht. Ich liebe dich so, wie du bist, und ich mache mich nicht aus dem Staub.« (*Unterstützung*)

In diesem Fall begriff Max, dass er getestet wurde. Lisa wollte ausloten, wie ernst es ihm war. Er stellte sich der *Wahrheit*, die hinter Lisas Verhalten steckte, während er gleichzeitig betonte, dass er hinter der Beziehung stand.

»Halte mich … erdrück mich nicht«

Borderliner ringen mit einem Gefühl innerer Leere. Daneben fehlt ihnen ein zuverlässiges Gespür für die eigene Identität. Sosehr es die Betroffenen nach Nähe verlangt – gleichzeitig haben sie Angst, vom anderen verschlungen und beherrscht zu werden. Auf der Basis einer klammernden Beziehung kann die Borderline-Persönlichkeit ein Bild von sich aufbauen. Besteht dieser Kontakt nicht länger fort, ist es darum geschehen. Paradoxerweise kann dieses Ich-Gefühl jedoch auch dadurch abhandenkommen, dass die Betroffenen ihre eigene Persönlichkeit aufgeben und sich völlig im Partner verlieren.

Als Partner werden Sie vielleicht zur Zielscheibe dieses inneren Konflikts. Das Verlangen der Borderline-Persönlichkeit nach Verschmelzung mit Ihnen steht im Widerstreit mit ihrer Angst, von anderen beherrscht zu werden. Sie hören von ihr vielleicht abwechselnd die Klage, Sie würden ihr nicht genug Aufmerksamkeit schenken, und die Forderung, endlich aufzuhören, ihr zu sagen, was sie tun solle. Der Borderline-Zorn kann auf diese Angst davor zurückgehen, verschlungen zu werden.

Schon mit 14 übernahm Judy das Kommando über ihre Familie. Ihre Mutter war krankhaft übergewichtig, ihr Vater steckte in tiefen Depressionen und ihre Schwester war geistig behindert. Judy kochte, putzte und machte die anfallenden Besorgungen. Sie konnte es kaum erwarten, aus dem Elternhaus wegzukommen, um das College zu besuchen. Zu Hause fühlte sie sich ausgenutzt und doch quasi unsichtbar. Sie kam sich vor wie ein schwebendes Hologramm – ein Mensch nicht aus Fleisch und Blut, ohne Persönlichkeit, ohne ein Ich. Am College, dachte sie, würde sie ihre eigene, von anderen unabhängige Identität entwickeln. Sie würde in Erfahrung bringen, wer sie sein wollte.

Judy trat einer studentischen Theatergruppe bei und entdeckte, dass sie gerne schauspielerte. In die Rolle eines anderen zu schlüpfen, fiel ihr leicht. Sie konnte die Charaktere, die sie auf der Bühne darstellte, verstehen und sich mit ihnen identifizieren. Zum ersten Mal in ihrem Leben hatte Judy das Gefühl, irgendwo hinzuzugehören.

Während des ersten Semesters lernte sie Hal kennen, und sie begannen, miteinander auszugehen. Als er im Jahr darauf um ihre Hand anhielt, war Judy fest entschlossen, die perfekte Ehefrau abzugeben. Das würde ihre Glanzrolle werden. Sie beschloss, das Studium abzubrechen, obwohl ihr zu diesem Zeitpunkt nicht einmal ein Semester bis zum Abschluss fehlte. Judy steckte ihre ganze Energie in die Hochzeitsplanung und in die Aufgabe, das neu erworbene Heim der beiden – ganz in der Nähe von Hals neuem Arbeitsplatz – gemütlich herzurichten. Sie einigten sich darauf, dass Judy es ja nicht nötig hätte, berufstätig zu sein. Sie würde sich um den Haushalt kümmern – der Inbegriff eines Traumpaars im neuen Traumhaus. Judy sehnte sich danach, die klassische Vorstadt-Hausfrau zu sein, die sie aus den alten Schwarzweißkomödien kannte. Sie würde so sein, wie Hal sie haben wollte, und er würde für immer und ewig mit ihr zusammen sein, ganz wie im Fernsehen.

Judy genoss ihre Rolle in vollen Zügen. Sie bereitete Hal jeden Morgen sein Mittagessen, das er mit ins Büro nehmen konnte. Zum Kaffee brachte sie ihm Gebäck vorbei. Am Vormittag rief sie ihn an, um zu fragen, was er gerne zum Abendessen hätte. Er wiederum rief sie am Nachmittag an, um sich für das Gebäck zu bedanken und ihr zu sagen, dass er sie liebte.

Doch kurz nach einer Beförderung war Hal plötzlich stärker eingespannt. Er stellte seine nachmittäglichen Anrufe bei ihr ein und wurde auf auswärtige Dienstreisen beordert. Judy rief mehrmals täglich bei Hal im Büro an, obwohl er sie bat, damit aufzuhören. Wenn er beruflich unterwegs war, verlangte sie von ihm, dass er sie im Laufe des Tages anrief. Als er erklärte, dafür keine Zeit zu haben, beschuldigte sie ihn, Affären zu haben. Judy war all das, was Hal ihres Erachtens von ihr erwartete, aber dummerweise spielte er seinerseits nicht mit und übernahm nicht die Rolle, die ihm dabei zugedacht war. Judy schmollte. Sie vergoss bittere Tränen. Sie wurde wütend. Sie wurde depressiv. Auf Hals Drängen hin willigte sie schließlich ein, einen Psychiater aufzusuchen.

Dr. White wirkte zugewandt und strahlte Akzeptanz aus. Die Antidepressiva halfen ihr stimmungsmäßig, aber sie fühlte sich zu Hause weiter einsam und frustriert. Nach einer Weile galt ihre Frustration auch dem Psychiater. Dieser beschränkte nämlich die Zahl ihrer Anrufe zwischen den wöchentlichen Therapiesitzungen. Er ließ sich nicht auf ihre Versuche ein, regelmäßig mit einem »Ach, eine Sache noch« das Ende der Sitzung hinauszuzögern.

Judy hatte Angst, ihr Psychiater sei im Begriff, sich von ihr zurückzuziehen, ganz wie ihr Ehemann. Auch er schien sie verändern zu wollen. Judy hatte immer seine Visitenkarte dabei. Wenn sie sich verlassen fühlte, strich sie beinahe zärtlich über den Prägedruck auf der Karte; das beruhigte sie. Zu Weihnachten schenkte sie ihm ein Figürchen, das er in sein Bücherregal stellte. Es jede Woche dort wiederzusehen, verschaffte ihr die beruhigende Gewissheit, dass ihm ihr Wohl am Herzen lag, selbst während er versuchte, etwas an ihrer Abhängigkeit von ihm zu ändern.

Doch die Beziehung zu Hal blieb angespannt. Je mehr Judy weinte und klammerte und tobte, desto mehr zog sich Hal zurück. Dann machte sich sein Ärger auf Weisen Luft, wie sie es noch nie bei ihm erlebt hatte. »Ich halte das nicht mehr aus!«, polterte Hal. Er war gerade von einer Geschäftsreise zurückgekehrt. Kaum war er zur Tür hereingekommen und hatte seinen Koffer abgestellt, da hatte er bereits eine heulende Judy vor sich, die sich beklagte, weil er sie seit dem Vorabend nicht mehr angerufen hatte. »Ich kann nicht ununterbrochen Händchen halten mit dir. Verstehst du denn nicht? Ich habe zu tun. Ich muss arbeiten!«

»Warum kannst du denn nicht anrufen? Du hast doch Zeit.«

»Nein, habe ich nicht«, gab Hal zurück. »Ich habe Kunden. Ich habe Meetings. Ich habe einen Job. Was ist bloß mit dir los? Sieh zu, dass du mal endlich was Sinnvolles mit deinem Leben anfängst.«

»Ach so, ich soll also was Sinnvolles mit meinem Leben anfangen?!«, versetzte Judy sarkastisch. »Das hier *ist* mein Leben: unter deiner Fuchtel zu stehen, mich um deinen Haushalt zu kümmern und darauf zu warten, dass du dich bequemst, nach Hause zu kommen. Du ziehst einfach an den Strippen, und ich tanze für dich, aber wenn ich dich um die kleinste Kleinigkeit bitte, dann …«

»Das ist doch verrückt, Judy!« Hal war außer sich. »Gehst du noch zum Psychiater? Nimmst du deine Medikamente?«

»Das hat nichts mit dem Doktor oder den Medikamenten zu tun. Hör auf, alles auf mich zu schieben. Und ›verrückt‹ bin ich auch nicht. Ich bin deine perfekte kleine Frau, die dir die Mahlzeiten zubereitet und brav zu ihrem Seelenklempner geht und die Klappe hält. Ich mache alles, was du von mir willst. Alles richtet sich nach deinem

Terminkalender, und ich soll einfach zusehen, dass ich irgendwo dazwischenpasse. Wenn du mir mehr Aufmerksamkeit widmen würdest, könnten wir vielleicht ... «

»Es ist doch nie genug für dich, Judy! Ich kann machen, was ich will, es ist dir nie genug Aufmerksamkeit. Mir reicht's«, schnauzte Hal sie an, während er sich seinen Koffer schnappte und in Richtung Tür stürmte. »Ich tu mir das nicht mehr an«, brüllte er und ließ krachend die Haustür hinter sich ins Schloss fallen.

Judy hastete weinend hinterher. Während sie zu Boden sank, schrie sie durch die Tür: »Es tut mir so leid!« Dann kam ihr der Gedanke: *Wo soll ich jetzt bleiben? Was mache ich?* Hal scherte sich nicht im Geringsten um sie.

Beruhigen bei gleichzeitiger Abgrenzung

Es gibt bestimmte Schritte, die sich anbieten, um konstruktiv mit den diametral entgegengesetzten Impulsen umzugehen, die Borderline-Betroffene zum Ausdruck bringen, und ihre Angst davor, verlassen zu werden, zu besänftigen, während Sie sie gleichzeitig zu mehr Unabhängigkeit ermutigen. In Hals Fall verhält es sich so, dass ihn das Wechselbad von übermäßigem Klammern und Groll bei seiner Frau frustriert. Judy will in eine vorgegebene Rolle schlüpfen und erhofft sich davon, dass es ihr ein Gefühl der Sicherheit gibt. Aber es macht sie wütend, als sich herausstellt, dass die Gegenseite ihren Part nicht erfüllt. Und nach einer Weile fühlt sie sich dann manipuliert und entwickelt einen gewissen Groll wegen der Einschränkungen, die für sie damit verbunden sind, in dieser Identität aufzugehen.

Hal muss es hinnehmen, dass er Judys Forderungen vielleicht nie voll und ganz zu ihrer Zufriedenheit erfüllen kann. Seine Reaktion muss so ähnlich ausfallen wie die von Judys Psychiater: Er muss betonen, dass sie ihm am Herzen liegt und dass er sich nach wie vor zu seiner Ehe mit ihr bekennt. Außerdem muss er ihre Bedürfnisse anerkennen. Er kann sie mit ihren Verlassenheitsängsten akzeptieren und ihr diesbezüglich helfen. Er kann Judy Mut machen, auf eigene Faust mehr zu unternehmen, und ihr so helfen, mehr über sich selbst herauszufinden. Aber er muss auch klare, konsequente, umsetzbare Grenzen mit ihr aushandeln, die innerhalb der Beziehung gelten sollen. Dabei ist es unerlässlich, die *Wahrheit* mit viel *Unterstützung* und *Mitgefühl* abzumildern.

> HAL: »Ich verstehe ja, dass du dich allein fühlst und dich aufregst. Und ich weiß, wie schlimm es für dich in den letzten Monaten gewesen ist, wo mir der Job so viel abverlangt hat. (*Mitgefühl*) Glaube mir, ich verstehe das durchaus: Mir fehlst du ja auch, wenn ich so viel um die Ohren habe. Ich liebe dich sehr, und ich hasse es, so oft weg zu sein. (*Unterstützung*) Ich weiß es zu schätzen, wie viel harte Arbeit es für dich bedeutet, es bei uns so heimelig zu machen, wie es ist.« (*Mitgefühl*)
>
> JUDY: (das *Mitgefühl* überhörend) »Ach wirklich, Hal? Weißt du es wirklich zu würdigen, was ich dir zuliebe alles mache? Ich habe alles für dich aufgegeben. Und du bist einfach verdammt noch mal zu beschäftigt, um deine Frau auch nur anzurufen!«
>
> HAL: »Ich weiß, das ist für dich ziemlicher Frust. (*Mitgefühl*) Aber ich kann mich unmöglich davonstehlen, wenn ich von einem Meeting zum nächsten renne. (*Wahrheit*) Aber ich verrate dir mal, was mir hilft, wenn ich dich vermisse. Siehst du dieses Bild in meiner Brieftasche? Zwischen zwei Kundenterminen nehme ich es heraus und schaue dich an. Dann fühle ich mich dir nah. Ich kann sogar dein Parfüm riechen, wenn ich es berühre. Vielleicht würde etwas in dieser Art dir ja auch helfen.«
>
> JUDY: »Ich rieche dich, wenn ich deine Unterhemden zur Waschküche bringe.«
>
> HAL: »Das ist ja reichlich frustrierend für dich, wenn du ewig darauf wartest, dass ich anrufe, und du ständig hoffst, dass ich irgendwann eine ruhige Minute dazu habe. Du musst dich oft einsam fühlen.

(*Mitgefühl*) Vielleicht findest du ja irgendetwas, was du sonst noch so unternehmen kannst. Ich glaube, es könnte dir gefallen, bei der neu gegründeten Theatergruppe im Bürgerhaus mitzumachen. Oder ehrenamtlich im Museum auszuhelfen.
Aber lass uns erst einmal ein System für uns beide vereinbaren. Tagsüber habe ich in der Regel keine Zeit, dich anzurufen. Und abends wird von mir erwartet, dass ich mit Kunden essen gehe. Danach bin ich todmüde, aber bis um neun bin ich normalerweise wieder in meinem Hotel. Du kannst also davon ausgehen, dass ich dich dann noch kurz anrufe oder dir eine SMS schicke. Bis ich besser drin bin in meinem Job, ist das das Beste, was ich hinbekomme. (*Wahrheit*) Und an Wochenenden und wenn ich frei habe, lass uns etwas zusammen unternehmen. Außerdem könnten wir überlegen, was du noch so ausprobieren könntest.« (*Unterstützung*)

Wenn Sie merken, dass Verlassenheitsängste ein Thema sind, muss Ihnen von Anfang an klar sein, dass Sie Ihrem Gegenüber vielleicht nicht alle Unsicherheiten dieser Art nehmen können. Was Sie aber tun können, das ist ermutigen, beruhigen und akzeptieren. Sorgen Sie bei diesem Prozess dafür, dass die rechte Balance zwischen den Bedürfnissen des anderen und Ihren eigenen gewahrt bleibt.

Was Sie tun können

Fassen Sie das Gesagte noch einmal zusammen

Für jemanden mit Borderline-Persönlichkeitsstörung ist es sehr wichtig zu wissen, dass Sie begreifen, wie gravierend seine Ängste und wie dringend die Bedürfnisse sind, die er Ihnen gegenüber äußert. Sein Anliegen noch einmal in Ihren eigenen Worten wiederzugeben zeigt, dass Sie erfassen, was ihm Angst macht.

Greifen Sie auf Übergangsobjekte zurück

Genauso wie ein Kind Trost bei einer Puppe findet, kann ein Bild, ein Kleidungsstück, ein Möbelstück oder ein kleines Andenken zum Symbol für Ihre Gegenwart werden, wenn Sie gerade nicht da sind (siehe 3. Kapitel). Ein beruhigend-tröstliches Verbundenheitsgefühl lässt sich auch herstellen, indem Sie sich zum Beispiel gemeinsam einen Stern am Nachthimmel aussuchen, den Sie zur gleichen Zeit ansehen. Oder sich dazu verabreden, zur gleichen Zeit eine bestimmte Fernsehsendung anzuschauen, wenn Sie voneinander getrennt sind.

Treffen Sie Vorbereitungen für Phasen des Getrenntseins

Menschen, die von der Borderline-Persönlichkeitsstörung betroffen sind, vermischen frühere Erfahrungen eventuell mit gegenwärtigen Emotionen. Allerdings sind sie gegebenenfalls nur begrenzt dazu in der Lage, Zukünftiges zu antizipieren und sich entsprechend vorzubereiten. Wenn aus dem Vorhaben für morgen das Tun von heute wird, reagiert Ihr Gegenüber vielleicht schockiert und aufgelöst und so, als würde es gerade erst davon erfahren. Diesem Schock können Sie entgegenwirken, indem Sie sich auf ihn gefasst machen.

> Wenn Melanie im Begriff war, zu einer Geschäftsreise aufzubrechen, erinnerte sie Mike alle paar Tage an ihre bevorstehende Abreise. So bat sie ihn zum Beispiel, ihr zu helfen, den Koffer auszusuchen, den sie mitnehmen würde, oder sie ging mit ihm ihre Präsentation durch. Wenige Tage, bevor es so weit war, besprach sie mit ihm, was er während ihrer Abwesenheit allein oder mit Freunden unternehmen könnte.
>
> In der Hoffnung, so einen Wutausbruch seinerseits zu umgehen, erinnerte sie Mike daran, wie aufgebracht er im Vorjahr gewesen war, als sie eine ähnliche Reise unternahm. Indem sie Mikes emotionale Reaktion auf ihre Abwesenheit vorwegnahm, stellte sie sich ihr schon im Vorfeld, besprach alles offen mit ihm und nahm so einem eventuellen Konflikt bei ihrer Abreise den Wind aus den Segeln.

Ermuntern Sie zu anderweitigen Kontakten

Ihrem oder Ihrer Liebsten dabei zu helfen, Kontakte außerhalb Ihrer Beziehung zu knüpfen, mindert gegebenenfalls eine konfliktträchtige Abhängigkeit von Ihnen. Einen Kurs besuchen, Mannschaftssport betreiben, ein ehrenamtliches Engagement für einen wohltätigen Zweck – es gibt neben der gemeinsam verbrachten Zeit unzählige Betätigungen, über die sich Kontakte zu anderen knüpfen lassen. Interessen außerhalb der Beziehung werden dann zu Unterstützungsankern, die den Betroffenen bei Gefühlen der Unsicherheit Halt bieten. Außerdem tragen sie dazu bei, Ihr Gegenüber davor zu bewahren, sich allzu sehr von Ihnen dominiert zu fühlen.

Akzeptieren Sie Ihre Grenzen

Ebenso wie Sie es hinnehmen müssen, dass Ihr Gegenüber vielleicht nicht in der Lage sein mag, seine innere Leere so ganz zu füllen, müssen Sie auch akzeptieren, dass Sie womöglich gar nicht in der Lage sind, in dem Umfang zu helfen, wie Sie es sich wünschen würden. Es kann leicht passieren, dass Sie Schuldgefühle entwickeln, weil Sie in Ihren Augen nicht genug tun oder weil Sie vermuten, dass es den Schmerz des anderen lindern würde, wenn einfach nur mehr *Unterstützung* von Ihnen käme.

Hier ist eine realistische Bestandsaufnahme im Hinblick darauf gefragt, was Sie zu geben haben – wie viel Zeit, Geld, Hingabe können Sie in das Ganze hineinstecken, ohne dass Ihre eigenen Ressourcen irgendwann erschöpft sind? Machen Sie sich klar, dass es dennoch auftretende Schuldgefühle zu überwinden gilt, indem Sie anerkennen, dass Sie Ihre Grenzen haben. An einem bestimmten Punkt ist es vielleicht auch an der Zeit, dem anderen möglichst genau klarzumachen, was Sie über das Bisherige hinaus sonst noch beisteuern können und wo für Sie das Ende der Fahnenstange erreicht ist.

Phil und seine Freundin, mit der er seit fünf Jahren zusammen war, hatten ständig Streit. Immer wieder trennten sie sich und kamen kurz darauf wieder zusammen. Nach jeder Trennung rief Phil von Einsamkeit und Depressionen geplagt bei seinem besten Freund Bruce an. Der ließ dann alles stehen und liegen und fuhr auf dem schnellsten Weg zu ihm hin, um zu versuchen, ihn etwas aufzumuntern. Bruce fühlte sich zwar geschmeichelt, dass sich sein Freund an ihn wandte, wenn er Hilfe brauchte. Viel zu helfen schien seine liebevolle Fürsorge jedoch nie, was beide etwas enttäuschte. Rationale Gespräche über die Beziehung und die Frage, was Phil an seinem Verhalten ändern könnte, schienen sich ewig zu wiederholen und fruchteten nicht. Bruce ertappte sich dabei, Mal um Mal denselben Rat zu geben. Und Phil beharrte weiter darauf, die Veränderungsvorschläge nicht umsetzen zu können.

Irgendwann gelangte Bruce schließlich an einen Punkt, an dem er akzeptieren musste, dass er hier nur begrenzt etwas ausrichten konnte. Also änderte er von da an seine Haltung. Er würde unterstützend sein und Mitgefühl aufbringen, aber er gab es auf, Phils Unsicherheiten »aus dem Weg räumen« zu wollen. Er sagte Phil also: »Ich bin dein bester Freund und du weißt, wie viel mir an dir liegt. Aber das heißt auch, dass ich nicht sonderlich objektiv beurteilen kann, womit dir am besten geholfen wäre. Ich kenne da einige Therapeuten, die auf jeden Fall emotional weniger stark beteiligt wären als ich. Sehen wir uns einmal an, wie wir dir echte Hilfe organisieren können.«

Klären Sie die beidseitigen Grenzen

Anzuerkennen, dass Sie irgendwo selbst Ihre Grenzen haben, erfordert, dass Sie mit der Borderline-Persönlichkeit abklären, was Sie von ihr und von sich selbst erwarten. Verlangen Sie nichts, was dann nicht durchgesetzt wird. Formulieren Sie möglichst präzise, wo die Grenzen sind. Achten Sie darauf, dass bestehende Erwartungen auch verstanden werden.

Abgrenzung innerhalb einer Beziehung ist für Borderliner frustrierend. Erklären Sie Ihrem Gegenüber, inwiefern es sein Wachstum beeinträchtigt, wenn Sie den anderen in seiner Bedürftigkeit bestärken. So schreiben Sie die Verantwortung für die Situation beiden Seiten zu, und die andere Person hat weniger Anlass, sich selbst die Schuld zu geben.

Evan und seine Frau Ava schafften es nicht, Evans Bruder Gary den Wunsch abzuschlagen, bei ihnen einzuziehen. Nachdem im Jahr zuvor Garys Arbeitsplatz abgebaut worden war, hatte er zu trinken begonnen. Seine Frau begann eine Affäre mit einem Nachbarn und warf ihn aus dem Haus. Gary zog ins Gästezimmer von Evan und Ava und machte sich auf die Suche nach einem neuen Job. Je mehr Wochen vergingen, desto mutloser wurde Gary. Er ging nicht mehr zu Vorstellungsgesprächen. Er verbrachte immer mehr Zeit in seinem Zimmer und steigerte seinen Alkoholkonsum.

Ava hatte Mitleid mit Gary. Evan ärgerte sich zunehmend über ihn und wollte ihn nicht mehr im Haus haben. Ava nahm ihren Schwager in Schutz, indem sie immer wieder betonte, dass er ja krank und auf ihre Hilfe angewiesen sei. Wenn sie Gary darauf ansprachen, pflichtete er ihnen bei, dass er mit der Trinkerei aufhören müsse und sich eine Arbeit suchen sollte, aber solche Versprechungen hielten nur wenige Tage vor.

Das eigentliche Problem war, dass Evan und Ava sich einigen mussten, wie sie mit ihm künftig verfahren würden. Mit Hilfe einer Paarberatung gelang es ihnen, eine gemeinsame Strategie zu vereinbaren. Sie setzten sich mit Gary zusammen und konfrontierten ihn mit seiner Alkoholsucht. Sie sagten ihm, dass sie zwar bereit seien, ihn zu unterstützen, aber gleichzeitig dürfe er nicht jede Verantwortung für sein Verhalten abgeben. Sie hatten recherchiert, welche Entziehungskur für ihn in Frage käme, und bestanden darauf, dass er sich dort anmeldete. Nach seiner Entlassung könne er noch sechs Monate bei ihnen wohnen, solange er trocken bliebe. Eine weitere Auflage wäre allerdings, dass er zu den gemeinsamen Mahlzeiten sein Zimmer verlassen müsse. Nach den besagten sechs Monaten (zu einem genauen offiziell von ihnen angegebenen Datum) würden sie seine Zukunftspläne durchsprechen. Evan und Ava setzten einen konkreten Vertrag mit allen Einzelheiten auf. Sollte Gary die Vereinbarung nicht einhalten, würde er ausziehen müssen. Gary unterschrieb den Vertrag und begann noch am nächsten Tag mit der Entziehungskur.

Ihr Wunsch danach, die Nähe zu jemandem mit Borderline aufrechtzuerhalten, trifft immer wieder auf Hindernisse. Diese zeigen sich in Form einer konfliktbelasteten Unsicherheit rund um Verlassenheitsängste. Dem Wunsch der Borderline-Persönlichkeit nach Verbindlichkeit steht ihre Angst davor entgegen, von anderen niedergewalzt zu werden. Diese paradoxe Gemengelage zu verstehen, kann zur Bewahrung der liebevollen Gefühle auf beiden Seiten beitragen.

Verlassenheitsängste hängen mit dem Gefühl einer inneren Leere zusammen, in dem sich das Fehlen eines stabilen Identitätsbewusstseins spiegelt. »Ich weiß gar nicht, wer ich bin« ist eine Klage, die von Borderlinern oft zu hören ist. Sie können dem geliebten Menschen bei seiner Selbstfindung helfen. Die fehlende klare Identität bei Borderlinern zu verstehen und mit ihr umzugehen, ist das Thema des nächsten Kapitels.

7. Identität: Von innerer Leere zur Selbstfindung

Wer sind Sie? Die meisten Erwachsenen würden ihre Identität mit Hilfe ihres Jobs beschreiben, ihrer Beziehung zu anderen (Ehemann, Ehefrau, Vater, Mutter), ihrer geschlechtlichen Identifikation und sexuellen Orientierung, ihren Interessen, Hobbys und Dingen, die sie zum Lachen oder zum Weinen bringen. Bei Menschen mit Borderline-Persönlichkeitsstörung sind viele dieser Identitätsmerkmale nicht gefestigt. Ihre Stimmung kann Schwankungen unterliegen, deren Auf und Ab einer mathematischen Sinuskurve gleicht: eben noch in schwindelerregender Höhe über jener Grundlinie schwingend, die einen konstanten Trend anzeigt, und im nächsten Moment steil abstürzend und in tiefe Trostlosigkeit weit unterhalb von dieser abtauchend. Die Borderline-Identität ist wie eine formbare weiche Knetmasse, die sich in jede beliebige Gestalt bringen lässt, in eine vorgefertigte Form gepresst werden kann. Ohne eine solche Schablone jedoch bleibt sie ein undefinierbares Etwas. Wer von der Borderline-Persönlichkeitsstörung betroffen ist, erinnert manchmal vielleicht an das schreckhafte, wuselige Eichhörnchen, das einen Moment lang reglos verharrt, dann kurz Anstalten macht, die Straße zu überqueren, dann wieder zurückflitzt und sich die ganze Zeit nicht recht entscheiden kann, in welche Richtung es eigentlich will.

Dieses Kapitel befasst sich damit, wie sich das Ringen um eine durchgängige Identität bei der Borderline-Persönlichkeit ausdrücken kann und wie Sie ihr auf diesem Weg zur Seite stehen können.

Borderline-Persönlichkeitsstörung und Identität

Ein solides Ich-Gefühl aufzubauen, dürfte für die meisten von uns in Anbetracht des derzeitigen kulturellen Klimas erschwert sein. Im Vergleich zu früheren Generationen hat die geografische Mobilität der modernen Gesellschaft zugenommen. Ausbildung und Job machen die Erwartung, man würde in der Nähe der Familie bleiben, oft schnell zunichte. Bei einem Menschen von heute ist die Wahrscheinlichkeit geringer, dass er die gleiche Schule besucht, der gleichen Kirchengemeinde angehört und Mitglied bei den gleichen Vereinen ist wie seine Eltern. Mit jedem Umzug gilt es, sich auf einen neuen Freundeskreis, neue Nachbarn und ein neues Arbeitsumfeld einzustellen. Bei häufigen Umzügen verschwindet das, was früher sichere Ankerpunkte bot. Die sozialen Medien verstärken die Abwesenheit wirklicher Nähe noch zusätzlich. Die hieraus resultierende Isolation behindert den Aufbau einer persönlichen Identität.

»Borderline-Persönlichkeitsstörung« ist eine Diagnose, die bei Frauen dreimal häufiger gestellt wird als bei Männern. In unserer Kultur hat die weibliche Identität wahrscheinlich den stärksten Wandel durchlaufen, vor allem in den letzten 50 Jahren. Von Frauen wird heute öfter erwartet, dass sie den Wechsel von der Berufstätigkeit zur Mutterschaft und zurück locker bewältigen. Wenn Sie als Frau für gleichen Lohn für gleiche Arbeit und für Beförderungen eintreten, begegnet Ihnen womöglich die Erwartung, dass Ehrgeiz sich bei Ihnen (als Frau) anders ausdrücken müsse als bei einem Mann. Der Feminismus und gesellschaftliche Veränderungen tun ein Übriges und fordern ebenfalls einen Wandel im Selbstbild von Frauen. Dies mag teilweise erklären, warum das Streben nach Beständigkeit in einer sich unentwegt wandelnden Welt (ein innerer Kampf, der für die Borderline-Störung typisch ist) bei Frauen häufiger festgestellt wird.

Trotz der bereits umrissenen kulturellen Veränderungen wachsen viele glücklicherweise in einem Umfeld heran, das eine gewisse Beständigkeit und Vorhersehbarkeit behält, und sie entwickeln dabei ein stabiles und dauerhaftes Selbstbild. Sie können sich in Grundzügen bestimmte Überzeugungen bewahren, die jeweils nur minimal an die neuen Umstände angeglichen werden. Die Borderline-Persönlichkeit aber, die in ihrem Dasein weniger Verlässlichkeit erfahren hat und deren Identitätsgefühl von Leere gekennzeichnet ist, muss angesichts eines neuen Umfelds fast vollständig von vorn anfangen, sich ein Selbstbild zusammenzubasteln.

Bei Menschen mit Borderline wird diese enorm anpassungsfähige Identität davon bestimmt, was und wer gerade um sie herum ist und welche Gefühle diese von außen einwirkenden Kräfte im jeweiligen Moment bei ihnen auslösen. Entgegen Descartes' Theorie darüber, was uns die eigene Existenz beweist – »Ich denke, also bin ich« –, vergewissert sich der Borderliner der eigenen Existenz eher nach dem Motto: »Andere wirken auf mich ein, also bin ich.«

Bei der Borderline-Persönlichkeitsstörung können sich Einstellung und Temperament binnen Minuten von Grund auf ändern. Sie reiben sich vielleicht verwundert die Augen, wenn Sie sehen, wie rasant und extrem diese Umschwünge bei den Betroffenen stattfinden. Eben noch redet der Borderliner auf dem Weg aus dem Büro am Handy mit Ihnen darüber, wie gewieft er sich fühlt, nachdem er gerade die Rückmeldung bekommen hat, wie gut er das Meeting gemanagt hätte. Aber als er dann vor seinem Wagen steht und merkt, dass er sich ausgesperrt hat, beginnt er zu fluchen und mit den Fäusten gegen das Fahrzeug zu hämmern, sich die Haare zu raufen und lauthals herauszuschreien, was für ein Idiot er doch sei.

Oder die Borderlinerin fühlt sich richtig hübsch, nachdem man ihr Komplimente gemacht hat. Nur Augenblicke später aber, als sie beim Blick in den Spiegel einen Pickel im Gesicht entdeckt, kommt sie sich mit einem Mal abgrundtief hässlich vor. Macht sich die Identität primär an der körperlichen Erscheinung fest, kann die Borderline-Persönlichkeitsstörung in Begleitung einer Essstörung wie etwa Magersucht auftreten oder damit einhergehen, sich geradezu wahnhaft mit einem mutmaßlichen körperlichen Makel zu beschäftigen (etwa einem kleinen Muttermal oder der Form der Nase), der nach einer sofortigen Schönheits-OP verlangt. (Der medizinische Fachbegriff hierfür lautet »körperdysmorphe Störung«.)

Im Umgang mit jemandem, der von der Borderline-Persönlichkeitsstörung betroffen ist, haben Sie vielleicht den Eindruck, es mit verschiedenen Persönlichkeiten zu tun zu haben: da ist der beruflich Erfolgsverwöhnte, die leicht ausrastende Zicke, die spröde Liebhaberin, die aggressive, fordernde Freundin. Menschen mit Borderline-Persönlichkeitsstörung fühlen sich oft wie Hochstapler oder als würden sie eine Rolle spielen. Diese Identitätsveränderungen unterscheiden sich aber von denen, die man bei der ernsteren und seltenen dissoziativen Identitätsstörung antrifft (oft »multiple Persönlichkeitsstörung« genannt).

Die instabile Identität bei der Borderline-Persönlichkeitsstörung kann sich auf mindestens drei verschiedene Weisen zeigen. Ich unterscheide hier zwischen dem »Chamäleon«, den »Wahren Gläubigen« und den »tatsachenverdrehenden Rollenperfektionierern«. Sollten Sie eines dieser Muster bei Ihrer besseren Hälfte oder anderen Menschen in Ihrem Umfeld wiedererkennen, können Sie auf einige der hier vorgestellten Strategien zurückgreifen.

Das wechselhafte Chamäleon

Der Protagonist von Woody Allens 1983 herausgekommenem Film *Zelig* hat die Gabe, treffsicher die Physiognomie, Sprache und Persönlichkeit jedes beliebigen Menschen um sich herum anzunehmen. Unter Asiaten nimmt er asiatische Züge an, unter Franzosen parliert er auf Französisch, im Kreise von Psychiatern verwendet er exakt deren Fachjargon. Getrieben von einer inneren Hohlheit und dem verzweifelten Bedürfnis, gemocht zu werden, bringt Zelig es zur Berühmtheit – sein Spitzname wird »Chamäleon-Mann«. Er wird so, wie sein Umfeld ihn haben will.

Das Chamäleon kann ein spannender Weggefährte sein. Je nach Situation kann es die zuverlässige Mitarbeiterin sein, die gewissenhafte Mutter oder die verführerische Gefährtin. Sobald die verschiedenen Rollen jedoch verwirrend werden oder wenn die Borderline-Persönlichkeit sich nicht sicher ist, welche Persona gerade gefragt ist, können Ängste entstehen, die ihre Beziehung in Gefahr bringen.

Bei ihrem Collegeabschluss war Zoe ganz aus dem Häuschen und gleichzeitig überrascht, wie viel Angst sie verspürte. Sie hatte bereits eine Stelle als Arzthelferin in einer Geburtshilfepraxis sowie ein kleines Apartment in der Nähe gefunden. Entscheidungen konnte sie selbstständig treffen – ohne ihre Eltern, ohne Beratungslehrer, ohne Freund oder Zimmerkameradin. Und doch hatte Zoe erwartet, sie würde sich als Erwachsene irgendwie anders fühlen – kompetent, selbstsicher, wohlinformiert. Und nichts von all dem stellte sich ein. Sie konnte nur bluffen und *so tun*, als sei sie »erwachsen«.

Gil lernte Zoe im Fitnessstudio kennen. Mit ihren Zöpfen und Shorts wirkte sie liebenswürdig und schüchtern, jedes Mal brach sie das Gespräch unvermittelt ab und ging. Später traf Gil Zoe in einer Bar. Zuerst erkannte er sie gar nicht wieder. Sie trug eine provokativ weit aufgeknöpfte, eng sitzende Bluse und einen Minirock. Er hatte sie noch nie zuvor geschminkt gesehen, jetzt jedoch hatte sie eine dicke Schicht Make-up aufgelegt. Sie war redselig und in bester Partylaune. Nachdem sie sich eine Weile unterhalten hatten, fragte er sie, ob sie Lust hätte, noch etwas mit ihm zu unternehmen.

Bei ihren Verabredungen war sie wieder das Mädchen aus dem Fitnessstudio: Zöpfe, still, schüchtern. Zu ihrem Geburtstag beschloss er, sie an ihrem Arbeitsplatz zu überraschen. Er betrat also die Praxis und sagte ihrer Kollegin Annette Bescheid, dass er einfach nur seiner Freundin Hallo sagen wollte. »Die sitzt vor dir, Gil«, ertönte es da von der Frau, die gleich neben Annette saß. Er hatte sie gar nicht erkannt. Zoe trug einen konservativen Hosenanzug, und die Ponyfransen hingen ihr über die Augen.

Gils Leben wurde kompliziert, als Zoe bei ihm einzog. Mitunter kam sie völlig aufgelöst von der Arbeit nach Hause und erzählte ihm, Annette könne sie nicht ausstehen und würde sich über sie lustig machen. Als Gil die Bemerkung fallenließ, er hätte den Eindruck, dass Annette ein ziemlicher Snob sei und an allem herumkritisiere, begann Zoe zu weinen und bestand darauf, dass die beiden dicke Freundinnen seien. Wenig später beklagte sie sich über einen Barmann, der anzügliche Bemerkungen gemacht hatte, als sie mit Freunden aus war; über Gils Frage, was sie denn angehabt hätte, empörte Zoe sich sehr. Sie behauptete steif und fest, dass er immer die Schuld bei ihr suchen würde, wenn er ihre Rolle in einer Situation hinterfragte. Aber sobald er die anderen Beteiligten kritisierte, nahm sie diese in Schutz.

Ihm kam es so vor, als würde jeder eine andere Zoe kennen. Nach dem zu urteilen, was er bei geselligen Anlässen im Kollegenkreis mitbekam, nahm man sie als sehr ernstes Arbeitstier wahr und zog sie damit auf – sie solle es doch etwas lockerer nehmen. Ihre Freundinnen dagegen ließen sich über ihre Trinkfestigkeit aus und machten Bemerkungen wie die, dass sie eine richtige Partymaus sei. In Gegenwart ihrer Eltern war sie lebhaft und die Umgänglichkeit in Person, mit Outfits und Frisuren wie ein kleines Mädchen. Gil lebte mit all diesen Zoes.

Der Frauenarzt, für den sie arbeitete, bat sie eines Tages, ihm bei seiner Beratungstätigkeit an einer Abtreibungsklinik zu assistieren. Sie stimmte bereitwillig zu und sagte Gil, sie sei in der Praxis nicht wirklich ausgelastet und hoffe, sie könne Frauen in Not bei schwierigen Entscheidungen helfen.

Gil reagierte verblüfft. »Zoe, du bist doch immer so sehr *gegen* Abtreibung gewesen. Weißt du noch, wie es war, als Marnie schwanger wurde und überlegte, ob sie abtreiben sollte? Du hast es ihr ausgeredet. Du bist sogar mit ihr zum Geburtsvorbereitungskurs. Ich verstehe nicht, warum du das jetzt vorhast.«

»Du hast mich nie unterstützt! Immer wenn ich etwas machen will, kritisierst du an mir herum«, schluchzte Zoe.

»Ich meine ja nur, dass ich nicht verstehe, wie du in der einen Minute so denkst und es dir in der nächsten Minute urplötzlich völlig anders überlegst. Es ergibt null Sinn.«

»Du denkst doch nie, dass irgendwas bei mir einen Sinn ergibt! Du denkst, ich bin nur irgendeine alberne kleine Pute, die ihren großen, starken Mann braucht, der sich um sie kümmert!«, schrie Zoe gellend. Sie weinte jetzt nicht mehr – sie war fuchsteufelswild. »Ich kann darauf verzichten, dass du mir sagst, was ich zu denken oder zu fühlen habe! Ich brauche niemanden! Und dich schon gar nicht!«

Eine direkte Konfrontation mit der brüchigen Chamäleon-Identität wird in der Regel Leugnen und Zorn auslösen. Jegliche Kollision dieser Art sollte im Vorfeld mit jeder Menge Unterstützungsaussagen eingeleitet werden. Achten Sie auf »Du-verstehst-mich-nicht«-Konter, die anzeigen, dass Ihre Versuche, *Mitgefühl* zu kommunizieren, nicht angekommen sind, und dass sich Ihr Gegenüber vielleicht falsch verstanden fühlt. Die SET-Prinzipien anzuwenden, ist in solchen Situationen eine hilfreiche Möglichkeit, um mit einer Auseinandersetzung umzugehen.

Gil: »Ich bin ja ganz deiner Meinung, Zoe. Es ist großartig, dass du mehr Menschen helfen möchtest. (*Unterstützung*) Nur irritiert mich, womit. Du hattest immer die Philosophie, gegen Abtreibung zu sein, und warst bei allen Demos unserer Kirchengemeinde für den Schutz des ungeborenen Lebens dabei.«
Zoe: »Nun ja, Doktor Samson hat gesagt, dass er gut Hilfe gebrauchen könnte. Und bei mir wüsste er ja, wie gewissenhaft ich bin. Er sagt, er denkt nicht, dass irgendjemand sonst das so gut meistern würde. Also habe ich ihm gesagt, dass er auf meine Hilfe bauen kann.«
Gil: »Ich weiß, was du meinst. Wenn einem jemand schmeichelt und einen braucht, kann man schwer nein sagen. (*Mitgefühl*) Aber ich weiß ja auch, dass du bei der Sache doch ziemlich gemischte Gefühle haben musst.«

ZOE: (aufgebracht, Mitgefühls- und Unterstützungsbotschaften kommen nicht bei ihr an) »Du weißt doch gar nicht, was ich fühle! Warum musst du an allem herumkritisieren, was ich vorhabe?«
GIL: (bleibt bei *Unterstützung* und *Mitgefühl*, bis die Botschaft bei ihr ankommt) »So war das nicht gemeint. Ich wollte dich nicht kritisieren. Ich weiß, du kannst für die betroffenen Frauen eine Menge tun. Und es wäre ein gutes Gefühl, einen solchen Beitrag leisten zu können. Dein *Mitgefühl* mit anderen ist etwas, das ich an dir wirklich liebe. Aber ich weiß auch, was du für Marnie alles gemacht hast und welche Gefühle du bei dieser ganzen Sache hattest. Und wenn wir dann zur Kirche gehen … meinst du, deine Gefühle könnten da ein Stück weit – na ja, durcheinandergeraten?« (*Mitgefühl*)
ZOE: »Ich weiß nicht, was du meinst. Abgesehen davon kann ich Doktor Samson nicht hängenlassen.«
GIL: »Schau mal, Zoe. Du hast schon manchmal heftige Gefühle geäußert, die in völlig entgegengesetzte Richtungen gingen. Und ich habe auch schon mitbekommen, wie du von etwas hin und weg bist, und später bist du dann davon enttäuscht oder hast sogar Schuldgefühle deshalb, und dann regst du dich über dich selbst auf.« (*Wahrheit*)
ZOE: »Was willst du also von mir? Was soll ich tun?«
GIL: (vermeidet es, der Einladung zu folgen, seine eigene Präferenz kundzutun – was mit dem Risiko behaftet wäre, später den Schwarzen Peter zugeschoben zu bekommen) »Na ja, zuerst einmal möchte ich, dass du weißt, dass ich jede Entscheidung von dir akzeptieren werde. Es ist natürlich okay, wenn wir in einem Punkt unterschiedlicher Meinung sind. (*Unterstützung*) Ich will nur darauf hinaus, dass wir beide wissen, dass unsere Gefühle und unsere Haltung zu Sachen, für die wir uns entscheiden, sich ändern können. (*Wahrheit*) Und ich denke, du solltest dir einfach Zeit dafür nehmen, Alternativen durchzuspielen, bevor du irgendeine große Entscheidung triffst. Menschenskind, damit wäre jeder gut beraten! Ich habe lediglich Bedenken, dass diese Rolle für dich emotional wirklich belastend

und verwirrend werden könnte. Wenn du es dir also noch etwas überlegen willst, könntest du Doktor Samson ja sagen, dass du noch etwas Zeit brauchst, um dir anzusehen, was dein Terminkalender zulässt. Wenn du willst, können wir auch noch etwas ausführlicher darüber reden oder du könntest dich professionell beraten lassen. Wie du dich auch entscheidest, für mich wird die Entscheidung okay sein. Selbst wenn wir uns darauf einigen, uneins zu sein.«

Wie Zelig braucht Zoe das Gefühl, gemocht und akzeptiert zu werden. Gil kann ihr helfen – allerdings nicht, indem er auf Konfrontationskurs zu den einzelnen Fragmenten ihrer Persönlichkeit geht, sondern indem er sie dazu hinführt, bewusster zu registrieren, wie ihre Gefühle und ihre Haltung sich verändern und welchen Einfluss andere auf die Entstehung von widersprüchlichen Emotionen in ihr haben. Dieses Gewahr-Werden kann der Einstieg in eine weitergehende Auseinandersetzung mit sich selbst werden.

Die Wahren Gläubigen

Auf ihrer Suche nach Identifikationsmöglichkeiten fühlen sich Borderline-Betroffene von Menschen und Organisationen angezogen, die streng reglementierte, auf Disziplin pochende Handlungsanweisungen und simplifizierende Antworten bieten. Sie klammern sich vielleicht mit einer Zähigkeit an eine Gruppe, eine Religion oder eine Glaubensrichtung, die irgendwann in Fanatismus umschlägt. Freunde und Bekannte, die ihre felsenfeste Überzeugung nicht teilen, erfahren vielleicht Zurückweisung. Gegebenenfalls gibt die Borderline-Persönlichkeit ihr Engagement für etwas Bestimmtes auf, um bei etwas Neuem einzusteigen. Ein solches Selbstfindungs-Unterfangen kann dazu führen, dass sie sich selbst verliert. Für den Partner oder die Partnerin kann es eine gewaltige Aufgabe sein, ihr zu helfen, aus dieser Situation wieder herauszufinden.

Nach dem College fand Don eine Stelle im Labor eines Pharmakonzerns. Er war immer schon früh am Arbeitsplatz und blieb bis spät, und er war penibel, wenn nicht sogar zwanghaft genau, was seine Aufgaben betraf. Manchmal zollte er anderen, die ebenfalls im Labor arbeiteten, Anerkennung, doch im Großen und Ganzen mied er Kontakte. Sein Vorgesetzter, Pete, erkannte Dons Intelligenz und seinen Arbeitseifer und versuchte, für ihn die Rolle eines Mentors zu übernehmen. Widerstrebend nahm Don also Petes gelegentliche Einladungen zum Abendessen mit seiner Familie an, sperrte sich aber gegen Petes Vorschläge dazu, was er für eine Beförderung tun könne.

Eines Tages, Don verbrachte seine Mittagspause gerade wie immer allein ein paar Häuserblocks von seinem Arbeitsplatz entfernt und verzehrte ein Sandwich, kam eine junge Frau auf ihn zu. »Bitte entschuldigen Sie, aber ich habe beim Vorbeigehen Ihr Gesicht gesehen, und mir war sofort klar, dass Ihnen etwas auf der Seele lastet. Sie wirken so, als hätten Sie Sorgen. Ich bin übrigens Cindy«, sagte sie lächelnd und reichte ihm ihre Hand.

Don war bestürzt. Noch nie war jemand so auf ihn zugekommen, schon gar nicht ein hübsches Mädchen. Reflexartig nahm er die ausgestreckte Hand und sagte der neuen Bekanntschaft seinen Namen. Während sie sich unterhielten, fühlte Don sich schon gelöster. Cindy verkündete, dass sie und Freunde von ihr später noch zum Abendessen verabredet seien, und sie bestand darauf, dass Don mit dazukommen solle.

Das Essen fand in einem Saal in der Innenstadt statt, wo Cindy schon auf ihn wartete, zusammen mit etwa 20 weiteren Anwesenden. Nach dem Essen erhob sich einer der Männer und begrüßte Don zu dieser Zusammenkunft. Dann hielt der Mann eine kurze Ansprache: »Jeder fühlt sich manchmal einsam. Jeder kommt sich manchmal verloren vor«, sagte er. »Aber wir alle hier sind dabei, zu lernen, wie wir den Menschen in unserem Inneren finden, der wir *eigentlich* sind. Unsere Gemeinschaft hilft uns, unser höchstes

Potenzial zu verwirklichen.« Die Mitglieder nannten die Organisation, der sie angehörten, »Assemblage«.

Als der Abend sich dem Ende zuneigte, fühlte sich Don schon ganz anders als zuvor. Er fühlte sich umsorgt. Er fühlte sich zugehörig. Begeistert versprach er, auch weiterhin zu den Treffen zu kommen.

In den folgenden Monaten war Don tagtäglich dabei. Er beteiligte sich an den karitativen Projekten von »Assemblage«, half bei Spendenkampagnen und begann, einen ansehnlichen Teil seines Einkommens zu spenden.

Am Arbeitsplatz zog sich Don stärker zurück. Er machte sich nicht mehr die Mühe, auf die morgendliche Begrüßung von Kollegen zu reagieren. Er schlug Petes Einladungen brüsk aus. Er kam nun spät und ging früh. Er arbeitete zunehmend schludrig, und mitunter vergaß er sogar das eine oder andere. Schließlich stellte ihn Pete wegen der merklichen Veränderungen in seinem Verhalten zur Rede. Don erklärte, dass er an einem Programm namens Assemblage teilnähme, das dazu diene, sich weiterzuentwickeln. »Ich arbeite mit wahren Freunden darauf hin, mein höchstes Potenzial zu verwirklichen«, dozierte er.

Pete brach erst in Gelächter aus, um ihm dann als Nächstes eine Standpauke zu halten. »Sei doch nicht blöd!«, stauchte er ihn zusammen, und seine Stimme überschlug sich fast. »Alle Welt weiß, dass das eine Sekte ist! Sieh zu, dass du da rauskommst!«

Don kochte vor Wut. »Du hast nicht das Recht, mir zu sagen, was ich zu tun habe! Ich sollte mich von toxischen Gestalten wie dir fernhalten. Nein, ich gehöre wirklich nicht hierher.« Er zögerte noch einen Moment, bevor er mit den Worten: »Ich kündige!« den Raum verließ.

Der Wahre Gläubige ist auf der Suche nach etwas, das eine gewisse Leere in seinem Inneren füllt. Am stärksten zieht ihn etwas an, das ihm fein säuberlich in Schwarzweiß Füllmaterial für das Loch liefert, das er in seinem Inneren wahrzunehmen meint. Er ist auf der Suche nach dem Zauberer von Oz, der ihn mit Mut, einem Hirn, einem Herzen oder allem anderen ausstatten wird, woran es ihm seiner Ansicht nach mangelt, und was dazu angetan ist, eine strenge Struktur zu bieten, die zu Zufriedenheit verhilft.

Der Wahre Gläubige fühlt sich von einem geschlossenen System angezogen, das die bereitwillige Aufnahme in eine besondere Gruppe verspricht, von der Außenstehende ausgeschlossen sind. Es kann sein, dass auch Sie hier außen vor sind. Um die Beziehung zu erhalten, müssen Sie akzeptieren, dass die Borderline-Persönlichkeit vielleicht nicht ohne weiteres in der Lage ist, sich von einem toxischen Glaubenssystem zu lösen, wenn sie nicht jemanden oder etwas hat, an dem sie sich festhalten kann. Gesündere alternative Interessen könnten etwa der Eintritt in eine Sportmannschaft oder einen Verein oder die Entwicklung eines Hobbys sein. Vielleicht können Sie bei einigen dieser neuen Aktivitäten ebenfalls mitmachen. Das Hauptziel jedoch besteht darin, dass Sie nicht komplett aus Ihrer Beziehung ausgesperrt werden, selbst wenn Ihr Gegenüber den Kontakt mit der ausgrenzenden, sektenartigen Gruppe weiter aufrechterhält.

Mit diesem Ziel im Hinterkopf könnte Pete die gesamte Interaktion mit Don völlig ummodeln:

> PETE: »Don, ich mache mir Sorgen um dich. (*Unterstützung*) Du wirkst so unfreundlich und genervt, als wolltest du eigentlich gar nicht hier sein. Deine Leistungen liegen seit neuestem weit unter deinem normalen Standard. In der Regel bist du zuverlässiger und engagierter. Ich erkenne dich kaum wieder.«
>
> DON: »Ich engagiere mich in letzter Zeit bei Assemblage.«
>
> PETE: »Von Assemblage habe ich auch schon gehört. Scheint jede freie Minute von dir in Anspruch zu nehmen. Was machst du dort?«
>
> DON: »So einiges. Wir sind karitativ tätig. Wir haben Zusammenkünfte, bei denen wir uns gegenseitig helfen. Die meisten Leute verstehen einfach nicht, worum es dabei geht.«

PETE: »Da magst du recht haben. Aber, weißt du, viele verstehen ja auch nichts von Chemie, und trotzdem bin ich mit ihnen befreundet. Wir reden eben einfach über andere Sachen. Ganz im Ernst: Ich will einfach nur, dass du weißt, dass du mir nicht gleichgültig bist und dass ich mir Sorgen mache. (*Unterstützung*) Du scheinst den Rest der Welt aus deinem Leben ausgeschlossen zu haben.«
DON: »Assemblage gibt mir das, was ich brauche. Es hilft mir, mein maximales Potenzial zu verwirklichen. Der Rest der Welt steht dem nur im Weg.«
PETE: »Weißt du, manche halten Assemblage für eine Sekte, für die Leute, die unsicher sind, leichte Beute sind. Sie sagen, dass man dort unter Druck gesetzt würde, Freunden und Angehörigen den Rücken zu kehren und der Gruppe eine Menge Geld zuzuschieben.« (*Wahrheit*)
DON: »Das gehört nur zu den dummen Gerüchten, die die Leute so verbreiten.«
PETE: »Don, ich versuche nicht, dir zu sagen, was du zu tun hast. Ich mache mir Sorgen um dich. Ich will deine Freundschaft und all die tollen Sachen, die wir hier im Labor erreicht haben, nicht einfach so drangeben. (*Unterstützung*) Es muss ein richtig gutes Gefühl sein, Teil einer Gruppe zu sein, dazuzugehören. (*Mitgefühl*) So ein Gefühl habe ich auch mit den Jungs aus meiner Fußballmannschaft. Aber es gibt Leute, die irgendwann einmal Mitglied bei Assemblage waren und ausgestiegen sind, und wenn es stimmt, was sie sagen, ist das Ganze nicht ohne. Akzeptiert zu werden und Teil von etwas Größerem zu sein, kann wunderbar sein. Aber nicht, wenn du dafür auf das Recht verzichten musst, dir deine eigenen Gedanken zu machen. Nicht, wenn dir vorgeschrieben wird, wie du zu denken hast oder mit wem du Kontakt haben darfst. Nicht, wenn du dabei deine Ersparnisse und dich selbst dieser Organisation auslieferst. Wenn du bei all dem als Person wirklich wächst, sollten doch auch andere Menschen und Dinge in deinem Leben Platz haben. (*Wahrheit*) Ich will den Don, den ich kenne und mit dem ich zusammenarbeite,

einfach nicht verlieren. (*Unterstützung*) Ich hoffe, dass in deinem Leben auch noch Platz für den Rest von uns sein wird. Denkst du zumindest einmal nach über das, was ich dir gerade gesagt habe?«
DON: »Okay, das mache ich.«

In den darauffolgenden Wochen schlug Don Petes Einladungen zum Abendessen mit seiner Familie zwar weiterhin aus, aber immerhin ließ er sich eines Tages darauf ein, ihn mittags zum Essen zu begleiten. Pete sagte ihm, er hätte einige der Assemblage-Broschüren gelesen, die Don ihm mitgegeben hatte. Pete war zwar noch immer skeptisch, was diese Gruppierung anging, aber er konnte Don immerhin berichten, dass unter den karitativen Einrichtungen, die Assemblage unterstützte, einige waren, für die auch er spendete. Gemeinsamkeiten zu finden, erlaubte ihnen, ihre Beziehung aufrechtzuerhalten.

Die Wahren Gläubigen meinen, in der neuen Gruppe oder dem neuen Programm die Antwort auf alle Unsicherheiten in ihrem Leben gefunden zu haben. Ihr Zugehörigkeitsbedürfnis kann überwältigend stark sein. Dazuzugehören aber verlangt Konformität und eine radikale Ablehnung anders gearteter Sichtweisen von ihnen. Wenn es darum geht, die Glaubenssätze Wahrer Gläubiger zu hinterfragen, ist äußerste Vorsicht geboten. Sie können *Mitgefühl* zum Ausdruck bringen, indem Sie würdigen, wie wichtig die Gruppe für Ihr Gegenüber ist. Aber Sie sollten es dazu nie unter den gefühlten Zwang setzen, sich zwischen Ihnen und der Zugehörigkeit zu dieser Gruppe entscheiden zu müssen. Finden Sie einen Weg, hier Kompromisse einzugehen, sodass der andere sich weiterhin seiner Gruppe widmen kann, während Sie den Kontakt zu ihm aufrechterhalten. Nach und nach wird er sich vielleicht von der Organisation lösen können.

Der tatsachenverdrehende Rollenperfektionierer

Mitunter entwickeln Borderliner bei ihrer tastenden Suche nach Sinn und einer Identität ein falsches Selbstbild. Die Betroffenen können eine Rolle regelrecht in sich aufsaugen wie ein Schwamm. An diese klammern sie sich dann und blenden alles aus, was diesem Bild widerspricht. Jemand besteht zum Beispiel darauf, in seinem Tennisclub der beste Spieler zu sein, qualifiziert sich jedoch nie für die einmal jährlich stattfindende Meisterschaft. Rückenschmerzen, eine Zerrung im Knie, keine Lust – irgendein Grund findet sich immer. Um sich das Selbstbild zu bewahren, stellen tatsachenverdrehende Rollenperfektionierer die Realität einer Situation oder die Verhaltensweisen anderer unter Umständen völlig falsch dar.

In der Vorgeschichte der Betroffenen stößt man eventuell auf häufige Jobwechsel oder auch mehrere Ehen und Scheidungen. Hierfür werden gegebenenfalls wortreiche Erklärungen bemüht, die aber immer wieder auf Ähnliches hinauslaufen: Ein Chef nach dem anderen war »ein übler Typ«. Jede Kollegin war ein »Tratschweib«. Jeder Partner war »gewalttätig«. Ihr Gegenüber traf keine Schuld, nie. Seine Beschreibung der Person oder Situation weicht womöglich erheblich davon ab, wie Sie sie erlebt haben. Sie haben den Chef, die Kollegin, den Ex-Mann oder die Freundin vielleicht gekannt und finden diese Menschen in der Beschreibung so gar nicht wieder.

Der Hang zum Verdrehen der Tatsachen kann sich bis zu glatten Lügen auswachsen – Hauptsache, das Selbstbild bleibt gewahrt. Bewusstes Lügen kann sogar zu einem regelrechten Bruch mit der Realität führen. Dieser kann so weit gehen, dass die Unwahrheit tatsächlich für wahr gehalten wird. Mitunter kommt es zu vorübergehenden Psychosen mit Halluzinationen und Wahnvorstellungen.

Auf ihrer Suche nach einer Identität stellt die Borderline-Persönlichkeit einen noch vor ein anderes Dilemma: Übertreibt sie gerade? Handelt es sich um eine glatte Lüge? Glaubt sie selbst an etwas Zusammenfabriziertes, das nicht real ist? Ihr Ziel in solchen Fällen wäre,

Ihrem Gegenüber wieder zu einer Realitätseinschätzung zu verhelfen, die eher der Wahrheit entspricht, und die Grundlagen für eine Kommunikation zu schaffen, die Verstehen und Vertrauen ermöglicht.

Cory und Ann begannen etwa zur gleichen Zeit, als Anwaltsgehilfinnen in einer Kanzlei zu arbeiten. Anns Familie lebte eine Stunde entfernt, aber Cory kannte niemanden in der Stadt. Cory behauptete felsenfest, sie und Ann würden allerbeste Freundinnen werden, und sie verbrachten viel Zeit zusammen. Doch jedes Mal, wenn Ann etwas ohne sie plante (vor allem, wenn sie Wochenenden mit ihrer Familie verbrachte), schien Cory verletzt.

Als Ann Cory offen auf ihren Widerwillen gegen Besuche bei ihrer Familie ansprach, gestand Cory, sie würde melancholisch, wenn sie den engen Zusammenhalt dort mitbekäme und an ihre eigene Familie dächte. Cory war als Einzelkind aufgewachsen. Ihre Mutter war schon vor Jahren gestorben. Sie erzählte Ann, zu ihrem Vater hätte sie zwar eine sehr enge Beziehung, er sei allerdings im Staatsdienst, irgendeine Behörde, und die meiste Zeit unterwegs. Sie sähen sich nur selten.

Ann fühlte mit ihr. Wenn Ann sich eingehender nach Corys Vater erkundigte, antwortete Cory, was er mache, sei streng geheim, deshalb dürften keine Details dazu durchsickern. Manchmal hätte er aber angerufen, um Bescheid zu sagen, dass er zu einer eintägigen Stippvisite in der Stadt sei. Oder er hätte ihr ein Ticket für eine gemeinsame Unternehmung irgendwo anders geschickt. In den Ohren von Ann, die es genoss, von den Abenteuern zu hören, die Cory schon mit ihrem Vater erlebt hatte, klang das alles ziemlich romantisch und aufregend.

Eines Morgens erschien Cory in Tränen aufgelöst am Arbeitsplatz. Bei ihrem Vater, erzählte sie Ann, hätte man eine Hautveränderung gefunden, die Krebs sein könnte und jetzt näher untersucht würde. Um ihre Freundin zu trösten, brachte Ann an diesem Abend etwas zum Abendessen zu ihr hinüber und verbrachte von da an mehr Abende mit Cory, um ihr durch diese schwierige Zeit hindurchzuhelfen.

Irgendwann schien Cory gefasster, und Ann schaute seltener bei ihr vorbei. Just da sagte Cory ihr, dass die Ärzte tatsächlich Krebs diagnostiziert hätten und die Therapie einleiten würden. Als Cory erzählte, dass sie nicht schlafen könne und keinen Appetit hätte, nahm Ann ihre regelmäßigen Besuche wieder auf. Bald zeichnete sich ein Muster ab: jedes Mal, wenn sich die Situation scheinbar gebessert hatte, zog Ann sich etwas zurück, und kurz darauf rief Cory an und hatte noch schlimmere Nachrichten.

Ein paar Monate später erschien Cory eines Morgens nicht zur Arbeit. Als sie auch nicht ans Telefon ging, fuhr Ann zu ihr nach Hause, wo Cory ihr dann unter untröstlichem Schluchzen erzählte, dass ihr Vater gestorben sei.

Mehrere Wochen lang verbrachte Ann so viel Zeit wie möglich bei ihrer Freundin. Cory sagte Ann, sie sei der einzige Mensch, der ihr auf der Welt noch geblieben sei und ihr irgendetwas bedeute. Sie wüsste gar nicht, was sie ohne Ann tun würde. Ann begann, sich Cory gegenüber noch stärker verpflichtet zu fühlen, zumal sie sich auch noch zunehmend Sorgen um Corys Gesundheit machte.

Zwei Monate später jedoch erhielt Ann zu ihrer Verblüffung einen Anruf von Henry Jasper, Corys Vater. »Cory hat mir erzählt, dass Sie eine gute Freundin von ihr sind, und ich mache mir Sorgen um sie«, sagte er. Er erzählte, dass Cory sich die letzten Jahre – seit er wieder geheiratet hatte – von ihm distanziert hätte. Sie würde ihn und seine Frau nicht besuchen, obwohl er nur achtzig Kilometer entfernt wohne. Derzeit würde sie ihn nicht einmal mehr zurückrufen. Ann hatte eine Menge Fragen an Henry, die er höflich und zuvorkommend beantwortete. Ja, er war im Staatsdienst – er arbeitete für die Stadtverwaltung, im Gerichtsgebäude. Nein, Dienstreisen fielen bei ihm nicht an. Und er sei bei bester Gesundheit.

»Wie konntest du nur?«, schrie Ann Cory an. »Du hast mich glauben lassen, du seist hilflos und in Trauer. Ich habe alles darangesetzt, dir über deinen ach so tragischen Verlust hinwegzuhelfen. Und was ist? Nichts als Lügen! Ich vertraue dir nie wieder!«

»Bitte, Ann«, flehte Cory unter Tränen. »Ich hatte nicht vor, es so weit treiben. Du bist meine einzige Freundin. Als ich die Grippe hatte, warst du so fürsorglich und hast mir die heiße Suppe vorbeigebracht. Ich habe mich noch nie so umsorgt gefühlt. Das wollte ich immer erleben. Ich wollte die Person sein, die du ständig um dich herum haben möchtest. Und ich dachte mir, diese Person müsste wohl eine sein, um die du dich zu kümmern hast.

Mein Pa hatte wirklich eine krebsartige Hautveränderung, sie erwies sich aber als gutartig. Als ich sah, wie besorgt du warst, musste ich wohl einfach weitermachen damit. Die Geschichte ist immer weiter ausgeufert, und ich denke, nach einer Weile habe ich angefangen, sie selbst zu glauben. Und da mein Vater und ich keinen Kontakt mehr haben, fühlt es sich auf eine bestimmte Weise ja so an, als hätte ich ihn wirklich verloren. Ann, wir sind doch so gute Freundinnen! Ich will dich nicht auch noch verlieren.«

Ann war perplex. Sie hatte ihre Freundschaft vor dem Fiasko mit Corys Vater ja tatsächlich genossen. Sie erkannte, dass sie Corys Fantasien ungewollt beflügelt hatte, indem sie sich von den erfundenen Abenteuern fasziniert zeigte. Abgesehen davon wurde ihr klar, dass es ihr durchaus gefiel, die Retterin zu spielen, und dass sie Corys übermäßige Anhänglichkeit wohl unabsichtlich gefördert hatte.

Ann erwog kurz, die Freundschaft zu beenden, überlegte sich dann aber doch, dass sie versuchen wollte, die Nähe zu Cory, die sie aus früheren Zeiten kannte, aufrechtzuerhalten. Hierzu wären allerdings eindeutige Grenzen erforderlich. Sie würde klar kommunizieren müssen, was für sie ging und was nicht. Sie würde ein wachsames Auge für ihre eigene Neigung brauchen, eine Fürsorgerolle zu übernehmen. Und Cory müsste aktiv daran arbeiten, Anns Vertrauen wiederzugewinnen.

ANN: »Cory, wir sind ja nun schon eine ganze Weile eng befreundet, und du weißt, wie wichtig du mir bist. (*Unterstützung*) Außerdem ist es natürlich klar, dass die letzte Zeit schwierig für dich war, vor allem, was deine Familie betrifft. (*Mitgefühl*) Aber das ganze Affentheater, das du mir gegenüber da abgezogen hast … «

Cory: »Ich weiß … «

Ann: »Das war völlig daneben. Es hat das Vertrauen zwischen uns kaputtgemacht. Und deinen Vater hat es auch verletzt.« (*Wahrheit*)

Cory: »Ich weiß, ich weiß. Tut mir leid.«

Ann: »Wenn wir Freundinnen bleiben wollen, will ich mit der echten Cory befreundet sein. Diese Cory ist nämlich eine, mit der man gerne zusammen ist; sie hat andere im Blick, und man kann sich so richtig auf sie verlassen. (*Unterstützung*) Ich will nicht mit der Cory zusammen sein, die ich in deinen Augen haben wollte: der hilflosen armen kleinen Cory, die immer auf Hilfe angewiesen bleiben muss, damit ich sie umsorgen kann. Und ich weiß, ich muss da auch bei mir selbst aufpassen. Es ist nicht nötig, dass ich versuche, mich um alle zu kümmern und alle glücklich zu machen. Versuchen wir einfach, wir selbst zu sein. So wie wir wirklich sind.« (*Wahrheit*)

Verzerrte Fehleinschätzungen

Zum typischen Profil der tatsachenverdrehenden Rollenperfektionierer gehört ein Hang zu Fehleinschätzungen. Ohne solides Verständnis ihrer Identität und ihrer Rolle in der Welt überhaupt ist es für sie oft fragwürdig, warum andere etwas tun; ihre Fähigkeit, soziale Situationen zu erfassen, kann getrübt sein, und oft macht ihnen ein ängstliches Misstrauen zu schaffen.

Um jemandem mit Borderline dabei zu helfen, den Blick für die realen Gegebenheiten zu schärfen, anstatt in seiner mitunter verzerrten Wahrnehmung zu verharren, können Sie dazu beitragen, Fehleinschätzungen ins rechte Licht zu rücken. Vermitteln Sie bei Situationen, die Ihr Gegenüber dramatisiert, dass diese halb so schlimm sind. Zeigen Sie einen anderen Blickwinkel auf, aus dem heraus die Dinge schon viel weniger bedrohlich wirken. Weisen Sie darauf hin, dass der oder die andere vielleicht gerade aus einer Mücke einen Elefanten macht. Ebenso wie auf andere Borderline-typische Herausforderungen lässt sich das SET-Verfahren problemlos auch dazu einsetzen, mit den häufigen Fehleinschätzungen von Borderlinern umzugehen, was ihnen gleichzeitig auch viel von ihrem Unbehagen nehmen kann.

Am Donnerstag fand nach der Mittagspause in Rebeccas Büro ein kleines Beisammensein bei Kaffee und Kuchen statt, um die Pensionierung einer Kollegin zu feiern. Einer der Kollegen, Josh, hatte im Großraumbüro gleich gegenüber von ihr gearbeitet, und sie war ihm im Laufe des letzten Jahres seiner Tätigkeit dort ans Herz gewachsen, als er bemerkte, wie kompetent, geistreich und großzügig sie war. Er war derjenige, der sich im Büro am häufigsten mit ihr unterhielt und der sie dazu animierte, mitzukommen, wenn man im Kollegenkreis noch etwas unternahm. Er nahm auch wahr, wie sehr Gruppensituationen Rebecca verunsicherten, denn dort wirkte sie stets etwas verloren und blieb größtenteils für sich.

Der besagte Nachmittag bildete da keine Ausnahme. Er sah Rebecca in einer Ecke des Pausenraums stehen, wie sie mit zusammengekniffenen Augen über den Rand ihrer Tasse ein Grüppchen von Kolleginnen beobachtete, die ihre Blicke durch den Raum schweifen ließen und dabei lachten. Als er auf sie zukam, versuchte sie gar nicht erst, mit ihrem Verdacht hinter dem Berg zu halten, dass das Gelächter ihr galt.

»Ich verstehe, dass du meinst, die anderen im Büro reden über dich«, sagte Josh. »Und dabei musst du dich ziemlich unwohl fühlen. (*Mitgefühl*) Manchmal, wenn ich bei einer Party oder irgendeinem Treffen war, habe ich auch schon mitbekommen, wie Leute, die ich gar nicht kenne, miteinander tuscheln und dabei in meine Richtung schauen, und für einen Moment denke ich dann: ›Die reden über *mich*.‹ Aber dann erinnere ich mich selbst daran, mir zu sagen: ›Die kennen mich ja gar nicht, warum sollten die sich über mich die Mäuler zerreißen?‹ Und ich denke mir dann: ›Selbst wenn sie sich über mich lustig machen, was kümmert es mich – ich kenne die Leute doch gar nicht!‹ Bei uns im Büro ist außerdem immer so viel los, dass ich mir kaum vorstellen kann, dass jemand viel Zeit dazu hat, sich über andere Gedanken zu machen. Und selbst wenn ein paar Leute tratschen, was soll's? So wichtig sind sie dir doch ohnehin nicht.« (*Wahrheit*)

Josh nahm Rebeccas vermutlicher Fehleinschätzung der Lage die Heftigkeit, indem er ihre verzerrte Sicht zurechtrückte, und zwar auf eine Weise, die nicht ernst und konfrontativ wirkte, sondern beiläufig und locker. Er nahm ihr einiges von ihren Ängsten, indem er ihr die beruhigende Gewissheit vermittelte, dass sie mit ihrer Unsicherheit nicht allein dastand. So konnte er ihr den Wind aus den Segeln nehmen, bevor sie völlig auf die falsche Spur geriet.

Psychotische Wahrnehmungsverzerrungen

Mitunter jedoch geht die Borderline-typische verzerrte Wahrnehmung nahtlos in flüchtige Wahnvorstellungen über, die man von so genannten »kurzen psychotischen Episoden« kennt. Ein solcher Bruch mit der Realität kann sich in Gestalt akustischer oder visueller Halluzinationen äußern, als paranoide Wahnvorstellung oder dissoziative Perioden, in denen die Borderline-Persönlichkeit sich für eine bestimmte Zeit nicht gewahr ist, was sie tut. Diese Episoden treten in der Regel unter extremem Stress auf. So plötzlich, wie die Episode auftritt, so abrupt kann sie wieder verschwinden, was für das Umfeld der Betroffenen verwirrend ist.

Lance machte sich Sorgen um Felix. Klar, beide standen wegen ihrer bevorstehenden Abschlussprüfungen ziemlich unter Druck, aber zu allem Überfluss hatte die Freundin von Felix vor wenigen Tagen mit ihm Schluss gemacht, und er verhielt sich irgendwie merkwürdig. Einfach war es noch nie gewesen, mit ihm zurechtzukommen – ein launenhafter Typ mit einem Hang zum Jähzorn. Aber das hier war etwas anderes. Erst murmelte Felix vor sich hin, dann schien er sich in etwas hineinzusteigern und brüllte mit einem Mal unzusammenhängendes Zeug in den Raum. Lance fragte ihn immer wieder, was los sei, aber Felix sagte nur etwas von »Stimmen«, die ihm sagen würden, dass er »leer« sei. Er begann, im Zimmer ihres Studentenwohnheims herumzuwüten, wobei er die Lampe und die Bücher auf seinem Schreibtisch umstieß.

»Lass nicht zu, dass sie mich so weit kriegen, dass ich mich umbringe«, flehte Felix und packte Lance dabei erregt am Arm. Lance bekam es mit der Angst zu tun. Er versuchte, Felix zu beruhigen, der mit den Gedanken ganz woanders schien und ihn offenbar nicht hören konnte, während er unruhig im Zimmer auf und ab ging. Lance wählte den Notruf, und Felix wurde in die Notaufnahme gebracht.

Der Psychiater dort sagte Lance nach der Untersuchung, man habe Drogenkonsum und andere Ursachen ausgeschlossen und Felix litte wohl unter einer paranoiden Schizophrenie. Man würde ihn jetzt erst einmal für ein paar Tage in der Psychiatrie behalten und medikamentös behandeln. Lance wurde mitgeteilt, dass die Klinik bei der Familie von Felix anrufen würde, damit sie seine Beurlaubung vom College veranlassen könne, um ihn dann mit nach Hause zu nehmen und dort für eine engmaschige Weiterbehandlung zu sorgen.

Als Lance am nächsten Morgen jedoch vorbeikam, um Felix ein paar Kleidungsstücke zu bringen, wirkte er wieder völlig normal. Er sagte, er könne sich vage erinnern, am Vortag ziemlich »durch den Wind gewesen« zu sein und wie er ins Krankenhaus gebracht wurde. Nachdem er so richtig ausgeschlafen hatte, fühlte er sich wieder gut und wartete darauf, dass der Arzt ihn entlassen würde. »Die haben mich richtig gut behandelt«, strahlte er. »Die Schwestern sind nett. Das Essen ist allerdings grauenhaft. Und sie haben mir gestern irgendwas verabreicht, wovon ich richtig albern wurde. Also habe ich mich heute Morgen geweigert, das wieder einzunehmen.« Just in diesem Moment traf der Psychiater ein, und Lance zog sich in den Wartebereich zurück.

Kurze Zeit später kam Felix heraus, den Arzt im Schlepptau. »Lass uns gehen«, verkündete Felix. Lance sah den Arzt an, der mit den Achseln zuckte. Auf dem Nachhauseweg erklärte Felix, dass der Arzt sich bei ihm entschuldigt hätte. »Er dachte, ich sei schizophren – geht's denn noch?«, kommentierte Felix. Er erklärte dann weiter, der Arzt hätte von einem »kurzen psychotischen Ereignis oder so etwas« gesprochen. Hinge wohl mit Stress zusammen. »Er hat mir gesagt, ich soll mich mal tüchtig ausschlafen und mich schonen, was auch immer das heißen mag.«

Lance hatte gerade aus nächster Nähe miterlebt, wie ein vorübergehender Bruch mit der Realität in Verbindung mit der verzerrten Wahrnehmung und dem perfekten Spielen von Rollen bei einem Borderliner ablaufen kann. Und er handelte richtig, als er professionelle Hilfe hinzuzog. Unter Stress kann Borderline-Betroffenen der Realitätsbezug komplett abhandenkommen. Ihr Gegenüber zu einem solchen Zeitpunkt überzeugen zu wollen, dass die Halluzinationen nicht real seien, wird Sie nicht weiterbringen und kann sogar dazu führen, dass er oder sie bald noch mehr »auf Krawall gebürstet« ist. Hier führt kein Weg daran vorbei, ärztliche Hilfe in Anspruch zu nehmen.

Die Suche nach dem wahren Ich

Borderliner sind gezwungen, in eine Rolle zu schlüpfen, die sich für sie authentisch anfühlt. Die Rolle gibt vor, wer sie sind, und füllt eine Leere aus. Auf dieser Basis lässt sich der Anschein einer Identität aufbauen. Eine solche Identität hat nichts Gewachsenes; sie hat sich nicht durch Kindheit, Jugend und Erwachsenenalter hindurch ständig weitergeformt. Sie ist fragiler, weniger gefestigt. Kommt sie ins Wanken, kehrt die Leere zurück. Um an dieser Identität festhalten zu können, versucht die Borderline-Persönlichkeit vielleicht, sie schönzureden. Machen Sie sich klar, dass die Existenz dieser zusammengebastelten Rolle und all der Manipulationen, die es erfordert, sie aufrechtzuerhalten, mitunter darauf zurückgeht, dass Ihr Gegenüber Ihnen das geben will, was Sie seines Erachtens von ihm verlangen. Aus diesem Grund müssen Sie prüfen, was Sie vielleicht zu diesem Prozess beisteuern.

Sie können mit der Unsicherheit bei Ihrem Angehörigen mit Borderline auch so umgehen, dass Sie besonders betonen, wie sehr er Ihnen am Herzen liegt, und zwar ohne Wenn und Aber. Sie gratulieren ihm zu seinen Erfolgen und teilen seine Enttäuschungen, aber nichts davon verändert etwas an Ihren Gefühlen ihm gegenüber. Vielleicht hilft es, offen ein paar eigene Schwachpunkte und Enttäuschungen anzusprechen, mit dem Hinweis, dass Sie fest überzeugt sind, dass Ihr Gegenüber Sie trotzdem so nimmt, wie Sie sind. Ebenso erginge es Ihnen mit ihm. Helfen Sie der Borderline-Persönlichkeit, sich selbst als einen Menschen mit diversen Tugenden wie auch mit Ecken und Kanten zu akzeptieren und zu erkennen, dass Sie bedingungslos zu ihr stehen.

Borderline-Betroffene können einen Teil der Borderline-typischen inneren Leere füllen, indem sie ein verlässliches Gefühl davon entwickeln, wer sie sind und welche Werte sie vertreten, und indem sie außerdem lernen, ihre Welt trotz ihrer Widersprüche zu verstehen. Wenn es Ihnen und Ihrem Gegenüber gelingt, Unwahres erfolgreich von der Realität zu trennen, können Sie gemeinsam noch einmal von vorn anfangen, und dieses Mal trägt Sie dabei eine beständigere, vertrauensvollere Beziehung.

Was Sie tun können

Sie können Ihrem Gegenüber zu einem stabileren Ich-Gefühl verhelfen, indem Sie ihm zeigen, dass Sie unerschütterlich zu ihm stehen und dass auf Sie Verlass ist. Wenn Sie die Gründe für den ständigen Wechsel der Identitäten verstehen, findet sich auch der beste Weg, damit umzugehen.

Seien Sie akzeptierend, seien Sie konsequent, seien Sie da

Die Borderline-Persönlichkeit ringt darum, klar zu umreißen, wer sie ist. Sie muss sich angenommen fühlen und das Gefühl haben, Ihnen etwas zu bedeuten. Es ist für sie wichtig, dass Sie ihr Bestreben, herauszufinden, wer sie ist, verstehen und unterstützen. Wenn wir die Beispiele in diesem Kapitel Revue passieren lassen, so war es wichtig, dass Gil Zoe die beruhigende Gewissheit vermittelte, dass er jede berufliche Entscheidung ihrerseits akzeptieren würde. Und Pete stellte Don gegenüber klar, dass er nicht aus seinem Leben ausgegrenzt werden wollte, sondern hoffte, mit ihm in Kontakt zu bleiben.

Unterstützen Sie Ihr Gegenüber dabei, Angefangenes zu Ende zu bringen

Die Chamäleons unter den Borderlinern beginnen oft ein Projekt nach dem anderen und bringen keines zu Ende. Sie darin zu bestärken, Angefangenes zu vollenden, hilft ihnen, Beständigkeit und mehr Selbstwertgefühl zu entwickeln. Bestärken Sie Ihr Gegenüber darin, an einer Aufgabe dranzubleiben. Versuchen Sie, ihn zu überzeugen, nicht die Schule abzubrechen oder einen Job aufzugeben.

Suchen Sie sich gemeinsam gesunde Betätigungsfelder

Gemeinsam mit Ihnen Sport zu treiben, Vorträge zu besuchen, ins Kino zu gehen und Kunstausstellungen zu besuchen, kann Borderline-Betroffenen helfen, herauszufinden, was sie mögen und was nicht – Mosaiksteine, die ihr Gespür dafür stärken, wer sie sind.

Tun Sie sich mit anderen zusammen

Die »Wahren Gläubigen« unter den Borderlinern können dazu neigen, sich nur auf ihre Insel zurückzuziehen. Ihre kleine Welt nach außen zu öffnen, kann hier befreiend wirken: Ihr Gegenüber mit Menschen aus anderen Kreisen bekannt zu machen, mit ihm zusammen einem Kegelverein oder der freiwilligen Feuerwehr beizutreten, den Gottesdienst in Ihrer Gemeinde zu besuchen oder ihn zum Grillen einzuladen.

Bei Zwölf-Schritte-Programmen kommt es zu einer »Intervention«, die meist darin besteht, dass eine Gruppe den Suchtkranken, der seine Probleme leugnet, mit seiner Abhängigkeit konfrontiert. Ein Team aus Freunden und Angehörigen, das den Wahren Gläubigen damit konfrontiert, wenn sein Verhalten unter dem Einfluss der von ihm gewählten Gruppe zunehmend destruktiv wird, kann ähnlich nützlich sein. Wird die *Wahrheit* von einer Gruppe von Menschen ausgesprochen, denen das Wohl der betreffenden Person am Herzen liegt, lässt sie sich schwerer leugnen.

Vermeiden Sie es, ein Ultimatum zu stellen

Einen Borderliner zu einer Entscheidung zu zwingen, kann dazu führen, dass Sie aus seinem Leben verbannt werden. Überfallen Sie den anderen nicht mit Forderungen wie: »Wenn du mich wirklich liebst, gibst du diesen Verein auf« oder »Du musst dich entscheiden – ich oder deine Gruppe.«

Versuchen Sie stattdessen, sich erst einmal langsam auf die neuen Gepflogenheiten Ihres Gegenübers einzustellen. Sie können zwar zum Ausdruck bringen, dass Sie von dieser Sache nicht gerade begeistert sind, es ihm aber zugestehen, sich diesbezüglich anders zu entscheiden. Ziehen Sie eine Debatte, die sich im Kreis dreht, nicht unnötig in die Länge.

Erinnern Sie sich an das oben beschriebene Szenario mit Pete und Don: den beiden gelang es erst dann, ihre Freundschaft zu bewahren, als Pete *Mitgefühl* signalisiert hatte (indem er sich in Don hineinversetzte und dahinein, was es ihm bedeutete, sich in der gewählten Organisation zu engagieren) und als er betonte, dass es ihm fehle, mit Don zusammen sein zu können.

Bei einer Psychose sind Argumente nutzlos

Kommt es bei Ihrem Gegenüber zu einer kompletten Dissoziation der Identität, einer massiven Paranoia oder einem offenkundigen Bruch mit der Realität, konzentrieren Sie sich darauf, Ihr Borderline-Gegenüber zu beruhigen. Argumentieren Sie nicht, dass seine Halluzinationen nicht real seien. Organisieren Sie ärztliche Hilfe.

Gestehen Sie Ihre eigenen Fehler ein

Mitunter überkommt Sie vielleicht Frustration, und Sie verlieren die Geduld. Vielleicht fahren Sie aus der Haut. Vielleicht versuchen Sie, Ihr Gegenüber zu beruhigen, indem Sie Lösungen anbieten, die wenig realistisch sind. Vielleicht haben Sie der Person zum Schein zugestimmt, was sich dann später nicht aufrechterhalten lässt. Wenn Sie ernsthaft zu dem Problem beigetragen haben: geben Sie es zu. In solchen Situationen befürwortet SET eine unterstützende Aussage in die Richtung, dass Ihnen Ihr Gegenüber am Herzen liegt (*Unterstützung*), ein empathisches Eingeständnis, dass Sie den anderen verletzt haben (*Mitgefühl*) und eine wahrhaftige Übernahme Ihres Teils der Verantwortung (*Wahrheit*).

Entscheiden Sie nicht allein

Wenn Sie den Eindruck haben, die Initiative bei gemeinsamen Unternehmungen ginge immer von Ihnen aus, sprechen Sie das dem anderen gegenüber an. Wenn Ihr Gegenüber mit allem einverstanden ist, zeigt dies vielleicht weniger, dass Sie sich immer einig sind, als dass es womöglich ein Bedürfnis spiegelt, sich passiv im Hintergrund zu halten und bloß keinen Streit anzufangen. Fragen Sie den Borderline-Betroffenen aktiver nach seiner Meinung. Welcher Film, welches Lokal, welche Freunde, was will er heute Abend gerne machen? Versuchen

Sie nicht, seine Leere zu füllen, indem Sie ihm Derartiges abnehmen. Spornen Sie ihn vielmehr an, Entscheidungen zu treffen und sich Gedanken zu machen, was er will und was nicht.

Falls er Angst vor Ärger, Wut oder Enttäuschung Ihrerseits hat, wird er Sie vielleicht gezielt im Dunkeln lassen, um einen Eklat zu verhindern. Falls Sie aus der Haut gefahren sind, entschuldigen Sie sich hinterher und betonen Sie, dass es für Ihre Beziehung das Allerwichtigste ist, dem anderen die Wahrheit zu sagen – selbst dann, wenn Sie sich einmal nicht einig oder voneinander frustriert sind.

Eine Beziehung am Leben zu erhalten, ist immer harte Arbeit. Das gilt für jede Beziehung. Doch wenn ein Mensch, der Ihnen nahesteht, so gar kein gefestigtes Ich-Gefühl hat, ist es eine noch größere Herausforderung. Plötzliche Veränderungen im Verhalten der Person können beängstigend sein. Sie sind vielleicht versucht, Ihr Gegenüber freiheraus mit seinem wechselhaften und widersprüchlichen Verhalten zu konfrontieren. Vielleicht versuchen Sie, die Lücken in Form seines fehlenden Ich-Gefühls zu füllen, indem Sie den anderen in die Richtung dirigieren, so zu denken und zu fühlen wie Sie. Am besten aber helfen Sie Borderline-Betroffenen, ihren eigenen Weg zu finden. Erlauben Sie dem anderen, mit seinen eigenen Fehlern und Erfolgen umzugehen. Dabei hat Vertrauen in der Beziehung oberste Priorität. Und Vertrauen lässt sich nur dort aufbauen, wo die Wahrheit akzeptiert werden kann.

Die eigene Not, die erlebte innere Leere zu füllen, kann für die Borderline-Persönlichkeit schon einmal überwältigend heftig werden. An einem solchen Punkt gibt sie vielleicht auf und hat das Gefühl, sie wird auf immer und ewig das unglückliche Opfer bleiben. Um diesen Punkt soll es im nächsten Kapitel gehen.

8. Viktimisierung

Menschen mit Borderline-Persönlichkeitsstörung sehen sich oft als Opfer. Erfahrungen wie Enttäuschungen, Missbrauch, Vertrauensbrüche können desillusionierend wirken und die Gewissheit nähren, dass ein zufriedenes Leben wohl für immer unerreichbar bleibt. Vielleicht haben sie wegen irgendetwas Schuldgefühle und glauben, die schlechte Behandlung sei die Quittung dafür. Borderliner können in Hoffnungslosigkeit verfallen – die Person sagt sich, dass sie nie glücklich sein darf, dass sie ja nichts Besseres verdient als ihr elendes Schicksal. Was dann zur Rechtfertigung dafür wird, jeden Versuch zu unterlassen, sich zu ändern und etwas an ihrer Lage zu verbessern. Die Opferrolle kann auch dazu benutzt werden, Borderline-typische Verhaltensweisen als begründet darzustellen und die Schuld auf andere abzuwälzen: »Ist ja auch klar, dass ich nicht vom Alkohol loskomme – so wie du mich immer wieder verletzt …«; »Außer dem Alkohol habe ich doch nichts in meinem Leben, was mir hilft, mich besser zu fühlen«; »Das ist also der Dank für alles, was ich für dich getan habe!«

Mitunter ist es also die Borderline-Persönlichkeit selbst – innerlich zerrissen von Schuldgefühlen und mit ihrem Hang dazu, sich alles Erdenkliche anzulasten –, die sich bestraft fühlt. Dann wiederum gibt es auch Momente, wo *Sie* es sind, auf den erbarmungslos eingedroschen wird, denn Sie sind der Übeltäter, der dafür sorgt, dass Ihr Borderline-Gegenüber so unglücklich ist. In dem Moment, wo Sie die projizierten Schuldgefühle abbekommen, ist nicht mehr klar, wer letztlich das Opfer ist und wer hier wen bestraft. Die Borderline-Persönlichkeit besteht darauf, dass sie leidet, weil Sie an ihrem Elend schuld sind oder es nicht schaffen, es zu lindern. Aber vielleicht erleben Sie sich angesichts der ständigen Anschuldigungen, Sie seien die Ursache ihres Unglücks, und der Beschimpfungen, die Sie wegen Ihres Unvermögens, das Unglück zu lindern, über sich ergehen lassen müssen, irgendwann selbst als ein Opfer. Sie werden also viktimisiert, indem Ihnen jegliche Anerkennung Ihrer Hilfsbemühungen verweigert wird.

In diesem Kapitel wird darauf eingegangen, wie der Hang zur Viktimisierung bei der Borderline-Persönlichkeitsstörung entsteht und wie Sie hierauf reagieren können. Wichtig ist, zu erkennen, wie leicht man sich in diese Opferrolle verstricken lassen kann. Sie erleben möglicherweise einen regelrechten Sog, die Hoffnungslosigkeit Ihres Gegenübers zu teilen. Oder Sie fühlen sich dafür verantwortlich, das Problem zu lösen und die Beziehung zu retten. Wenden Sie am besten die auf den folgenden Seiten beschriebenen Techniken an, um einerseits zu vermeiden, dass sich die Hoffnungslosigkeit Ihres Gegenübers noch verstärkt, und um andererseits das Gefühl nicht aufkommen zu lassen, dass Sie den Helden spielen müssten, sonst seien Sie an seinem Unglück schuld.

Sich schlecht fühlen, weil man sich schlecht fühlt

Das negative Selbstbild der Borderline-Persönlichkeit kann eine negative Grundhaltung verstärken. Die betroffene Person findet einen Anlass nach dem anderen, an sich selbst herumzukritisieren. Irgendwann sind die kritisierten Punkte so zahlreich, dass es Ängste in ihr weckt. Sie beginnt vielleicht, sich zu ritzen, um sie zu lindern. Hinterher ist sie womöglich wütend auf sich, weil sie sich nicht im Griff hatte. Danach ist sie wegen der Aussicht auf eine weitere Narbe vielleicht noch mehr am Boden zerstört. Alles zusammen verstärkt bei ihr ein Gefühl der Ohnmacht.

Aber ebenso gut können auch Sie selbst in eine pausenlose Selbstverurteilung hineingezogen werden. Sie haben manchmal vielleicht das Gefühl, für das Unglück der Borderline-Persönlichkeit verantwortlich zu sein. Sie geben sich vielleicht die Schuld an ihrer schlimmen Lage. Später überkommt Sie vielleicht Frustration, weil all Ihre Hilfsbemühungen nichts bringen oder sogar dazu verdammt sind, die Situation noch weiter zu verschlimmern. So kann es gut sein, dass Sie Ihrerseits immer mehr Punkte finden, für die Sie sich kritisieren: zu viel Verantwortung übernommen zu haben, aus der Haut gefahren zu sein, dem anderen nicht helfen zu können – … sich schlecht zu fühlen, weil Sie sich schlecht fühlen. Behalten Sie, während Sie dem geliebten Menschen zu helfen versuchen, dieses Übermaß an Selbstbestrafung im Auge und seien Sie darauf bedacht, sich nicht von diesem Virus infizieren zu lassen. Betrachten Sie das Ganze mit etwas Abstand, um sich zu vergewissern, dass das Herumkritisieren an Ihnen selbst nicht überhandnimmt. Seien Sie auch sich selbst gegenüber auf *Unterstützung, Mitgefühl* und *Wahrheit* bedacht.

Als ihr Arbeitsvertrag nicht verlängert wurde, musste die dreißigjährige Audrey ihre eigene Wohnung aufgeben und wieder bei ihrer Mutter Martha einziehen. Marthas Erziehungsmaßnahmen hatten größtenteils darin bestanden, Audrey Schuldgefühle einzureden und über ihr eigenes Leben zu lamentieren. »Du hast ja Nerven«, konnte sie sagen. »Jetzt willst du von mir auch noch ein Auto, wo du doch weißt, wie schwer es für mich ist, uns beide durchzubringen?« Andere typische Aussagen ihrer Mutter lauteten etwa: »Wolltest du, dass ich einen Herzinfarkt kriege vor Sorge um dich, wenn du erst so spät nach Hause kommst?«, »Irgendetwas hast du ja wohl gemacht, wenn deine Freundinnen so wütend auf dich sind!« oder auch: »Weißt du, was für eine Blamage es für mich ist, mit dir Klamotten kaufen zu gehen, wo du so sehr zugenommen hast?«

Wenn Audrey anfing, ihrer Mutter von Dingen in ihrem Leben zu erzählen, die sie frustrierten, reagierte Martha oft mit Berichten über ihre eigenen Sorgen, die ja so viel schlimmer waren. Immer wieder rückte Martha sich selbst in den Mittelpunkt: »Ich muss ja wirklich eine schlimme Mutter sein, dass du es nicht schaffst, deine Diät durchzuhalten.« Audrey ließ die Ergüsse ihrer Mutter in der

Regel still über sich ergehen und zog sich dann zurück, vor lauter Selbstkritik zu einem rückgratlosen Etwas mutierend.

Eines Abends, Audrey räumte gerade die Spülmaschine ein, schaute Martha ihr über die Schulter. »Ich habe dir das doch eine Million Male gesagt«, keifte sie, »du weißt doch, dass ich diesen Blutverdünner nehme. Die Gabeln und Messer müssen mit dem Griff nach oben, nicht nach unten! Ich könnte hineinfassen und vor deinen Augen verbluten, bevor du Hilfe holen kannst. Aber du denkst wohl, das würde mir recht geschehen. Jetzt hast du mich dermaßen aufgeregt – ich glaube, ich werde ohnmächtig.«

Dieses Mal hatte Audrey genug. Zum ersten Mal seit Jahren schrie sie ihre Mutter an. »Verdammt noch mal, Mutter! Ständig findest du einen neuen Anlass, dir selbst leidzutun! Ich ertrage das nicht mehr! Dir passt es nicht, wie ich die Spülmaschine einräume? Dann belade das Scheißding doch selbst!« Audrey pfefferte eine Tasse so energisch in die Spüle, dass sie zerbrach, und lief dann aus der Küche. Martha sank weinend zu Boden.

Von ihrem Zimmer aus konnte Audrey ihre Mutter in der Küche wimmern hören, und Schuldgefühle nagten an ihr. Sie war schon im Begriff, zu Martha zu gehen, sich zu entschuldigen und sie zu trösten, beschloss aber dann, ihre beste Freundin Vicky anzurufen, um ihr von dem Vorfall zu berichten. Als sie die Geschichte erzählte, brach Vicky in Gelächter aus.

»Vicky, warum lachst du?«, fragte Audrey entgeistert. »Das ist gar nicht lustig!«

»Tut mir leid«, gab Vicky zurück. »Ich lache nicht über dich. Mich amüsiert einfach nur diese ganze Szene. Deine Mutter macht dich dafür zur Schnecke, wie du diese Scheiß-Spülmaschine einräumst, und schon ist die Hölle los. Das könnte auch, ich weiß nicht, eine Folge von *Golden Girls* sein oder so was.«

»Na ja, aber jetzt kauert sie auf dem Küchenboden und weint sich die Augen aus dem Kopf. Und ich fühle mich schrecklich.«

»Warum?«, fragte Vicky.

»Na ja, sie ist meine Mutter und ... «

»Aber irgendwo fügt sie sich das doch selbst zu, oder? Ich meine, deine Mutter hat schon immer diese Märtyrer-Nummer abgezogen.«

»Ja, gut, aber ich denke dennoch, dass ich mich deshalb schuldiger fühlen sollte oder so.«

»So«, versetzte Vicky, »du fühlst dich also schlecht, weil du dich *nicht* schlecht fühlst?«

»Nein! Genau genommen denke ich mir, dass ich mich schlecht fühle, eben *weil* ich mich schlecht fühle. Ich sollte ja wirklich keine Schuldgefühle haben deshalb. Überhaupt keine. Meine Mutter zieht diese Nummer mir gegenüber ja schon mein ganzes Leben lang ab. Schön blöd von mir, mich deshalb schlecht zu fühlen.«

»Ja«, bestätigte Vicky. »Aber fang nicht an, dich deshalb fertigzumachen. Denn dann fühlst du dich am Ende aus dem Grund schlecht, dass du dich schlecht fühlst, weil du dich schlecht fühlst!«

Nach dieser Unterhaltung fühlte sich Audrey weniger niedergedrückt. Sie hatte wieder stärker das Gefühl, das Heft in der Hand zu haben. Ihr kam es so vor, als würde sie ihre Mutter jetzt besser durchschauen. Sie kehrte in die Küche zurück, wo Martha noch immer auf dem Boden saß.

»Tut mir leid, Ma. Ich hätte dich nicht anschreien sollen«, sagte Audrey und half ihrer Mutter, aufzustehen.

»Das will ich meinen. Und das nach allem, was ich für dich getan habe! Zumindest habe ich es versucht, und das bei meinen ganzen gesundheitlichen Problemen«, schoss Martha scharf zurück.

Audrey lächelte still in sich hinein, als sie jetzt Marthas leicht durchschaubare Bemühungen, ihr mit ihrem Märtyrertum Schuldgefühle einzuflößen, bewusster wahrnahm. »Ich weiß, Ma. Klar ist es für dich eine Belastung, dass ich wieder hier eingezogen bin. Ich hasse es, dir das auch noch aufzubürden. Es würde wohl jedem schwerfallen, sich auf so etwas einzustellen. (*Mitgefühl*) Du bist meine Mutter; ich werde dich immer lieben und weiß deine Hilfe zu schätzen. (*Unterstützung*) Es ist dein Haus, und du hast deine

> eigene Art, Sachen anzugehen. Ich werde versuchen, mich dem anzupassen, während ich hier bin. Und wenn ich diese Stelle kriege, auf die ich mich gerade beworben habe, suche ich mir umgehend wieder was Eigenes.«
>
> »Na ja«, entgegnete Martha, »es eilt aber wirklich nicht. Ich mag es, dich hier zu haben. Du kannst so lange bleiben, wie du willst.«
>
> »Danke, Ma. Ich weiß, dass ich mich immer auf dich verlassen kann. (*Unterstützung*, wenn auch nicht die *Wahrheit*) Aber wir haben beide so unsere eigenen Vorstellungen. Wahrscheinlich ist es einfach besser für uns, wenn jede ihre eigene Wohnung hat.« (*Wahrheit*)

Wenn die Zuschreibung der Opferrolle bereits derart festzementiert ist, dürften Angriffe auf das Verhalten der Borderline-Persönlichkeit nur in den seltensten Fällen etwas ändern. Ohne Einsicht in die eigene Grundhaltung der Hoffnungslosigkeit hat sie keinen Grund, sich zu ändern. Versuche Ihrerseits, gegen ihren eingefleischten Selbstzwang anzugehen, immer mehr Groll anzusammeln, unentwegt an sich selbst herumzukritisieren, sich immer wieder schlecht zu fühlen, weil sie sich schlecht fühlt, frustriert die Borderline-Persönlichkeit vielleicht nur noch mehr.

Unter solchen Umständen wird es für Sie darum gehen, die Beziehung auf einer Ebene fortzuführen, die Ihnen nicht schadet. Sie müssen dazu gelangen, das Ganze aus dem richtigen Blickwinkel zu betrachten und Schuldzuweisungen nicht ohne weiteres gelten zu lassen. Hierbei hilft es, zu verstehen, dass Borderliner sich damit vor dem emotionalen Schmerz schützen, den es bedeuten würde, ihre Art des Umgangs mit Konflikten in Frage zu stellen. Um jede Verantwortungsübernahme zu vermeiden, müssen sie sich als den verletzlichen Part sehen, als das Opfer, das naturgemäß keine Verantwortung für die belastenden Begegnungen trägt.

Zu verstehen, dass es für die Borderline-Persönlichkeit notwendig ist, an der Rolle des Opfers festzuhalten, macht es Ihnen leichter, sich davor zu schützen, dass Sie sich Schuldzuweisungen oder auf Sie projizierte Schuldgefühle zu eigen machen. Selbst wenn Sie manche Reaktion Ihrerseits tatsächlich bereuen, ist es völlig in Ordnung, sich deswegen nicht noch mehr schlechte Gefühle aufzubürden. Und es ist ebenfalls völlig in Ordnung, sich nicht schlecht zu fühlen, wenn Sie vielleicht froh oder erleichtert sind, weil Sie es geschafft haben, sich emotional von Ihrem Borderline-Gegenüber abzugrenzen. Es gibt Zeiten, in denen es für Borderliner vielleicht geboten ist, sich weiter schlecht zu fühlen, weil sie sich schlecht fühlen. Das heißt aber nicht, dass auch Sie das müssten.

Mit der Zuschreibung der Opferrolle konfrontieren

Im Laufe der Zeit können Sie Ihr Gegenüber auch damit konfrontieren, dass es sich selbst als das Opfer deklariert, und versuchen, ein wenig an diesem eingefahrenen Muster zu rütteln. Ein verfrühtes direktes Infragestellen (»So schlimm ist es doch gar nicht«; »Du tust dir doch nur selbst leid«) wird Sie nicht weiterbringen. Die Betroffenen haben oft das Gefühl, ihre schmerzhaften Erfahrungen seien einmalig und von anderen unmöglich nachzuvollziehen. Aus ihrer Sicht berechtigen fehlgeschlagene Versuche aus der Vergangenheit sie dazu, gleich ganz aufzugeben (und bieten eine Ausrede dafür). Die betroffene Person suhlt sich vielleicht regelrecht in ihrer Hilflosigkeit. Sie können einfühlsam würdigen, dass Sie verstehen, warum sie nach ihren verheerenden Traumata jede Hoffnung verloren hat (*Mitgefühl*). Sie können ihr den Rücken stärken, indem Sie in Erinnerung rufen, dass sie stark genug war, den Schaden zu überstehen, den man ihr zugefügt hat (*Unterstützung*). Und Sie können sie darauf hinweisen, dass sie trotz der Verletzung weiter ihrer Arbeit nachgeht, ihre Kinder großzieht, ihr Leben bewältigt. Auch wenn ihr vielleicht schon danach war, aufzugeben – Tatsache ist, dass sie es nicht getan hat (*Wahrheit*).

Offen mit eigenen wunden Punkten umzugehen, hilft Borderlinern mitunter, ihrerseits Enttäuschungen einzugestehen. Allerdings sollte es nicht in Form von Vergleichen geschehen (»O ja, so ist es mir auch gegangen«). Damit würde man nur die von ihnen behauptete Einmaligkeit ihrer Situation, die mit nichts zu vergleichen sei, in Frage stellen. Versuchen Sie lieber zu demonstrieren, dass Sie – und andere – den Wunsch, sich nicht länger abmühen zu müssen, durchaus verstehen können. Wenn Ihr Gegenüber offener über seinen Schmerz sprechen kann, können Sie ihm helfen, das Ganze entsprechend einzuordnen. Wenn mehr Vertrauen entstanden ist, wird die Borderline-Persönlichkeit eher auf Ihre Bemühungen ansprechen, ihr Unterschiede zwischen frustrierenden Erfahrungen der Vergangenheit und ihrer jetzigen Situation aufzuzeigen.

Ethan fand Roz von Anfang an faszinierend. Ihn fesselte ihr Gothic Look ebenso sehr wie ihr schwarzer Humor. Roz jedoch wies ihn in seine Schranken. Sie ließ es nicht unhinterfragt, warum er sich für sie interessierte. Sie fragte, warum er Zeit mit ihr verbringen wolle. Sie hätte nichts zu geben. Das Leben hätte sie von Anfang an benachteiligt. Eine Zeit lang hätte sie gedacht, das Blatt noch wenden zu können, aber – nun ja, sie konnte es nicht, wie sich herausstellte. So weit dazu.

Doch Ethan blieb hartnäckig, Schließlich ließ sie sich darauf ein, mit ihm auszugehen. Aber das Ganze erwies sich als schwierig. Machte er ihr Komplimente zu ihrem Aussehen, sagte sie, er versuche ja nur, sie flachzulegen. Neckte er sie, behauptete sie, er mache sich über sie lustig.

»Warum machst du es mir so schwer, mit dir zusammen zu sein?«, fragte er.

»Warum willst du denn auch mit mir zusammen sein? Du kennst mich doch gar nicht«, gab sie zurück.

»Na ja, darum geht es ja eben – dich kennenzulernen.«

»Glaube mir, du willst dich nicht mit mir einlassen«, sagte Roz. »Ethan, du bist ein netter Typ. Aber Beziehungen sind nicht mein Ding. Lauf und suche dir eine, die wirklich was mit dir anfangen kann.«

Sonst gaben Männer an diesem Punkt auf. Ethan aber mochte Roz und war nicht bereit, sie ziehen zu lassen. Seine Überlegung war, dass der dunkle Schleier des Geheimnisses, hinter dem sie sich versteckte, eine schmerzhafte Vergangenheit verbarg. Und sie war noch nicht offen dafür, darüber zu reden. Also erzählte er ihr von seinem Leben. Von der schmerzhaften Scheidung seiner Eltern, dem Mobbing in der Schule, seiner gescheiterten Ehe. Er erzählte ihr, wie schwer er sich tat, mit diesen Rückschlägen umzugehen, und dass sie sich noch heute auf ihn auswirkten.

Roz vertraute Ethan nun genug, um ihm von Beau zu erzählen. Auch er hatte nicht lockergelassen. Auch er hatte sie unbedingt kennenlernen wollen. Beau bot ihr etwas, das dafür sorgte, dass sie sich besser fühlte: Heroin. Wenn sie sich einen Schuss gesetzt hatten, war er sanftmütig und entspannt. Doch im nächsten Moment wurde er gewalttätig und misshandelte sie. Die Prellungen konnte sie mit Kleidung bedecken. Aber als er ihr einmal den Arm brach, mussten sie in die Notaufnahme.

Als Ethan die Bemerkung fallenließ, was für ein abscheulicher Kerl Beau doch gewesen sei, protestierte Roz: »Ich war ja immer selbst schuld. Ich wusste, wie ich ihn kriege.«

Sie reagierte aufgebracht, als Ethan darauf beharrte, dass ihr Verhalten nie als Rechtfertigung für körperliche Misshandlung herhalten könne. »Du verstehst das nicht«, sagte sie. »Ich habe ihn umgebracht!«

Roz erklärte ihm, dass sie nach der letzten Gewalt-Eskapade die gemeinsam benutzte Spritze nach Beau geworfen und geschrien hätte: »Komm schon, dröhn dich zu, du Junkie. Das ist das Einzige, wozu du zu gebrauchen bist!« Danach schloss sie sich im Bad ein, wo sie dann einschlief. Am nächsten Morgen fand sie Beau tot auf der Veranda hinter dem Haus vor. Er hatte sich einen goldenen Schuss gesetzt.

»Ich habe ihn gehasst, dieses Arschloch«, schluchzte sie. »Ich war doch froh, dass er aus meinem Leben verschwunden war! Ist das nicht furchtbar? Ich fühle mich schrecklich dabei.«

»Er hat dich geschlagen. Er war eine elende, bedauernswerte Gestalt«, sagte Ethan. »Natürlich warst du erleichtert, als er weg war!« (*Mitgefühl*)

»Ich bin ein Ekel«, fuhr Roz fort. »Wie schlecht muss jemand sein, dass er sich freut, wenn ein anderer Mensch tot ist?«

»Roz, du bist mir wichtig. Lass mich an deinem Leben teilhaben, damit ich versuchen kann, dir zu helfen. Ich glaube nicht, dass du so schlecht bist, wie du meinst. (*Unterstützung*) Du bist so hart zu dir! Du scheinst dich immer wieder in diese Schublade zu packen, wo du tun kannst, was du willst, in deinen Augen bist und bleibst du schlecht. Wenn du einen, der dich so grässlich behandelt hat, wirklich vermissen würdest, wärst du so etwas wie eine hilflose Masochistin. Eine, die nichts anderes erwartet, als dass ihr immer wieder Gewalt angetan wird. Aber wenn es für dich eine Genugtuung ist, dass der Typ sich umgebracht hat – na ja, das macht dich zur triumphierenden Sadistin. Du hast also zwei Möglichkeiten, wie du dich heruntermachen kannst. Entweder du bist am Boden zerstört, weil du derart viele Schwächen hast, dass du es verdienst, misshandelt zu werden. Oder du hast Schuldgefühle, weil du erleichtert bist darüber, nicht mehr misshandelt zu werden.«

Für die Borderline-Persönlichkeit, die sich die Opferrolle zugedacht hat, gilt: sie gegen die grausame Welt. Und die Welt hat gewonnen. Game over. Aber mit Geduld und Beharrlichkeit ist es möglich, durch diese Mauer der Hilflosigkeit zu ihr vorzudringen. Die Borderline-Persönlichkeit erlebt sich zwar als schwach, aber Sie können sie ja darauf hinweisen, wie viel Kraft sie offenbar hat, sonst hätte sie diese ganzen Probleme nicht überlebt. Sie können ihr helfen, zu verstehen, dass sie von vornherein davon ausgeht, den Kampf zu verlieren. Selbst wenn nicht einmal ein Gegner da ist. Es gelingt Ihnen vielleicht, ihr zu helfen, sich von ihrem Tunnelblick zu lösen und nicht mehr nur ihre eigenen Strapazen wahrzunehmen, sondern zu erkennen, wie andere sich in der Welt durchschlagen. So gelangt sie dazu, größere

Zusammenhänge zu erfassen und zu erkennen, wie sie in ihrem Umfeld überleben kann (das weniger feindselig ist als vielleicht gedacht). Und möglicherweise gelingt es der Borderline-Persönlichkeit, zu akzeptieren, dass frustrierende frühere Erfahrungen nicht unbedingt künftige Enttäuschungen bedeuten müssen.

Was Sie tun können

Mit der Neigung von Borderline-Betroffenen umzugehen, sich den Status des Opfers zuzuweisen, ist eine Gratwanderung. Einerseits heißt es, *Mitgefühl* mit dem Schmerz des geliebten Menschen aufzubringen und Verständnis für seine Hoffnungslosigkeit zu zeigen. Und andererseits gilt es, nicht ins gleiche Horn zu stoßen, wenn er darauf besteht, allem hilflos ausgeliefert zu sein. Wichtig ist ferner ein ausgewogenes Verhältnis zwischen der *Wahrheit* einerseits und *Unterstützung* und *Mitgefühl* andererseits.

Würdigen Sie das Positive

Lenken Sie die Aufmerksamkeit der Borderline-Persönlichkeit darauf, welche Fortschritte sie *trotz* ihrer Handicaps schon gemacht hat. Sie können ihr zustimmen, dass sie das Opfer von jemandem oder etwas gewesen ist. Und dennoch können Sie auch die Kraft würdigen, die sie wohl besitzt, sonst hätte sie das alles nicht überstanden.

Auf das Positive hinzuweisen, könnte etwa so klingen: »Viele andere, die das erlebt haben, was du durchgemacht hast, wären im Krankenhaus oder im Knast gelandet oder längst tot. Du musst ganz schön zäh sein, dass du das alles überlebt hast.« Oder: »Du hast ein paarmal ziemlich viel Pech gehabt. Aber ich bewundere dich wirklich dafür, dass du trotz alledem so viel erreicht hast.«

Betonen Sie, dass es ein erster Triumph ist, das Trauma überhaupt überlebt zu haben. Umso bewundernswerter, dass die Person es danach sogar noch weiter gebracht hat. Solche Ausführungen verdeutlichen, dass Ihr Gegenüber entgegen seiner Überzeugung kein Opfer ohne jeden Anlass zur Hoffnung ist.

Helfen Sie, größere Zusammenhänge zu erfassen

Das Zeitgefühl von Menschen mit Borderline-Persönlichkeitsstörung ist verzerrt. So kann ihnen Zukünftiges, das morgen schon eintreten wird, wie Lichtjahre entfernt vorkommen. Und immer wieder durchbrechende Erlebnisse aus der Vergangenheit bevölkern unter Umständen noch immer weite Teile der Gegenwart. Die alten Traumata, die die Betroffenen ursprünglich in ihre Opferrolle gebracht haben, liegen vielleicht viele Jahre zurück. Und doch können die Verletzungen von damals auch heute noch eine überwältigende Wucht haben und das Erleben in der Gegenwart beeinflussen. Wenn Sie Ihrem Gegenüber helfen, in der Vergangenheit erfahrene Enttäuschungen in den Kontext seines Lebensbogens einzuordnen, kann schon eine Menge gewonnen sein.

Es geht nicht darum, dass Verletzungen von früher vergessen werden sollen oder keinen Einfluss auf die heutigen Gefühle haben. Die Vergangenheit zu akzeptieren, ist nicht gleichbedeutend mit Vergebung. Und auch nicht damit, das Geschehene gutzuheißen. Aber es ist vergangen. Nachdem *Unterstützung* und *Mitgefühl* klar herausgestellt wurden, kommt die *Wahrheit*: Ja, der andere hat schreckliche Situationen und Misshandlung erlebt oder auch einfach Pech gehabt. Die Ungerechtigkeit des Lebens kann sehr bitter schmecken. Genauso ist es eine Realität, dass auch andere schlimme Erfahrungen machen müssen, sogar schlimmere. Doch obwohl die Vergangenheit einen ziemlich lahmlegen kann, kann die Gegenwart der Beginn einer Heilung sein – und die Zukunft wird vielleicht Genesung bringen.

Die Umstände auf einen anderen Kontext zu übertragen, hilft Menschen mit Borderline-Persönlichkeitsstörung manchmal, bei deren Wahrnehmung »die Kirche im Dorf zu lassen«. Und die Einordung in einen größeren Zusammenhang hilft vielleicht auch Ihnen, wenn Sie frustriert und mitunter sogar wütend sind, weil gebetsmühlenartig immer wieder über die Vergangenheit gejammert wird.

»Wenn ich deine Beschreibung höre, wie dein kleiner Bruder immer der Liebling deiner Eltern war und wie sie dich regelrecht links liegenließen, kann ich leicht nachvollziehen, dass das für dich nicht folgenlos geblieben ist. (*Mitgefühl*) Es hört sich fast an wie eine klassische Seifenoper, in der kein Klischee ausgelassen wird – was sag ich, es ist geradezu biblisch: Jakob empfängt den Segen, und Esau – also du – schaut in die Röhre. Jakob ist der Kluge, und in dir sieht man nur den Trampel, der nichts auf die Reihe bekommt. Du hast mir ja erzählt, wie deine Eltern ihm zum Schulabschluss diese tolle Party geschmissen haben, und darüber glatt deinen Geburtstag vergessen haben. Es ist wie in einem dieser alten Teenie-Filme. Wenn es nicht so massiven Schaden angerichtet hätte, wäre es fast komisch – fehlt nur noch das Lachen aus der Konserve. Und dennoch: wenn man überlegt, was du in deinem Leben schon alles erreicht hast, hast du ja locker bewiesen, dass du kein Trampel bist. (*Wahrheit*) Und ich bin echt stolz darauf, Teil deines Leben zu sein.« (*Unterstützung*)

Mitgefühl ja, aber keine Hilfe beim Selbstmitleid

Machen Sie dem Borderline-Betroffenen unmissverständlich klar, dass Sie verstehen und akzeptieren, dass er ganz schlimme, schmerzhafte Erlebnisse gehabt hat. Sie können ihm beipflichten, dass er ungerecht behandelt wurde. Aber belassen Sie es nicht dabei. Sie können Ihre Unterstützung zusichern, wenn es darum geht, ihm zu helfen, mit der Situation klarzukommen. Sie können ihn für seinen Mut loben, dass er sich geweigert hat, einfach aufzugeben. Aber klinken Sie sich aus, wenn es um sein Gefühl der Aussichtslosigkeit geht. Heben Sie Bereiche hervor, in denen Ihr Gegenüber Erfolge zu verzeichnen hat. Etwa im Sport, in der Schule, im Berufsleben, im Freundeskreis. Verweisen Sie auf hervorstechende Eigenschaften wie Intelligenz, Feinfühligkeit, Freundlichkeit, handwerkliches Geschick. Führen Sie Optionen für die Zukunft an, bei denen diese Qualitäten vielleicht ein zufriedeneres Leben ermöglichen könnten.

»Was dir damals passiert ist, ist furchtbar und ich kann es mir wohl kaum ausmalen. (*Mitgefühl*) Aber weißt du was: Da hast du einfach Pech gehabt! Das Leben ist nicht fair, und das ist verdammt übel! Du bist offenbar stark genug gewesen, das Ganze zu überleben. Diese Stärke müssen wir uns jetzt zunutze machen, um deine Erfolgsgeschichte von hier an fortzusetzen. (*Wahrheit*) Und ich will dabei sein, um dir zur Seite zu stehen.« (*Unterstützung*)

Lassen Sie sich nicht zum Sündenbock machen

Gehen Sie davon aus, dass die Symptome der Borderline-Persönlichkeitsstörung sich irgendwann bessern, aber eine solche Veränderung stellt sich nur langsam ein. Einem bezaubernden Menschen mit einer unglücklichen Vergangenheit zu begegnen, kann den Wunsch wecken, ihn zu erlösen. Hüten Sie sich davor, den siegreichen Helden geben zu wollen, der plötzlich auf der Bildfläche erscheint, und dann wird alles gut. Das ist die beste Voraussetzung dafür, dass die Dinge tüchtig in die Hose gehen. Versprechungen Ihrerseits, das Problem zu beheben, erfüllen vielleicht nicht die Erwartung, dass das bitte jetzt sofort zu geschehen hätte. Daraufhin werden Sie dann zur Zielscheibe projizierter Schuldgefühle: »Du bist genau wie alle anderen, die mich im Stich gelassen haben.«

Die Heldenrolle zu übernehmen, erhöht außerdem die Ungleichheit in der Beziehung. Je mehr Sie der Retter bleiben, desto mehr verharrt Ihre Liebste oder Ihr Liebster in der Rolle des hilflosen Opfers. Wenn diese Ungleichheit in der Beziehung bestehen bleibt, wird Ihre Figur des bewunderten Helden sich vielleicht in die des verabscheuenswürdigen, alles beherrschenden Unterdrückers verwandeln.

Unterstützung und *Mitgefühl* können Ihrem Gegenüber helfen, sich verstanden zu fühlen. Erwarten Sie aber keine sofortige Auflösung seiner Opferrolle. Ermahnungen wie »Nun reiß dich aber mal am Riemen« oder »Hör auf, dir selbst leid zu tun« werden eher als weitere Viktimisierung erlebt, als dass sie als hilfreiche *Wahrheit* ankommen. Vertrauen, gespeist aus *Unterstützung* und *Mitgefühl*, ist ein gutes Fundament für die Überlegungen zu jenem Teil der *Wahrheit*, der da lautet: »So, und was machen wir jetzt?«

Michael hatte gegenüber seiner frisch angetrauten Braut Sherryl beharrlich behauptet, mit seiner neuen Stelle, die mit einem Umzug verbunden sein würde, würde sie sich bestimmt besser fühlen. Sie wäre weg von ihrer nervigen Familie, könnte ihren stressigen Job kündigen und sich voll darauf konzentrieren, ihr gemeinsames Nest herzurichten. Nach ein paar Monaten jedoch war Sherryl depressiver als je zuvor. Die Einrichtung des neuen Hauses überforderte sie; sie vermisste ihre Mutter, obwohl sie sich ständig gestritten hatten, und Michaels neuer Job sorgte dafür, dass er viele Stunden am Tag außer Haus war.

»Michael, du hast mir doch versprochen, dass nach dem Umzug alles ganz toll wird«, beklagte sich Sherryl. »Na ja, für *dich* vielleicht! Du bist die ganze Zeit bei der Arbeit. Du weißt nicht, was ich zu Hause durchmache. Ich hasse diese Stadt! Die Nachbarn sind alle Snobs. Zu Hause gab es wenigstens Leute, mit denen ich reden konnte. Ich hätte dich nie heiraten sollen«, brachte sie unter Schluchzen hervor. »Seien wir doch ehrlich: Ich hätte sowieso nicht heiraten sollen, egal wen. Ich bin nur eine Belastung.«

Michael war frustriert. Er war versucht, sich zu verteidigen und Sherryl daran zu erinnern, dass das alles auch *ihre* Entscheidung gewesen war. Aber das würde Sherryl in ihrer Opferrolle bestärken (»Du hast recht! Es ist verdammt noch mal mein eigener Fehler!«). Doch stattdessen nahm er die Verantwortung auf sich und gestand, dass er den Umzug wohl ungewollt allzu rosig ausgemalt hatte. »Ich verstehe, wie schwierig es für dich gewesen sein muss, dich auf eine neue Stadt umzustellen – vor allem, ohne bislang einen Job oder einen neuen Freundeskreis zu haben.« (*Mitgefühl*) Er versprach, Sherryl dabei zu helfen, vor Ort Fuß zu fassen.

»Da ich jetzt eine bessere Position habe«, kündigte er an, »werden wir mehr Zeit miteinander verbringen können, um die Stadt zu erkunden. Und natürlich planen wir auch Besuche zu Hause ein. Wir schlagen ein neues Kapitel in unserem Leben auf, wir beide. Ich weiß, dass das beängstigend ist. Aber es kann auch aufregend sein. Und wir tun es ja zusammen.« (*Wahrheit*)

Die Borderline-typische Neigung, sich die Opferrolle zuzuschreiben, ist eine Haltung, die den Betroffenen schon seit vielen Jahren in Fleisch und Blut übergegangen ist. Dies zurechtzurücken, kann lange dauern. In der Zwischenzeit werden Sie vielleicht von Frustration und Ungeduld gepackt. Sie werden der Versuchung widerstehen müssen, sich in den Pessimismus der Borderline-Persönlichkeit hineinziehen zu lassen und so in den Sumpf zu geraten, sich schlecht zu fühlen, weil Sie sich schlecht fühlen. Im Laufe der Zeit werden Sie durch Anwendung von UP jedoch feststellen können, dass die Wirkung des alten Musters nachlässt. Mit *Verständnis* und *Beharrlichkeit* kann die Beziehung dann immer mehr zu einer Beziehung auf Augenhöhe werden.

Der Opferstatus bewirkt in der Regel, dass die betroffene Person es passiv hinnimmt, sich entmutigen zu lassen. Das Opfer zieht sich in die abgedunkelten Räume der Melancholie zurück. Mitunter jedoch kann die Enttäuschung über sich selbst in eine aktive und virulente Wut gegen die eigene Person umschlagen. Selbstschädigende Neigungen können ein sehr erschreckender Aspekt der Borderline-Persönlichkeitsstörung sein. Im nächsten Kapitel befassen wir uns damit, wie mit ihm umzugehen ist.

9. Impulsive Selbstschädigung

»Borderline-Persönlichkeitsstörung« ist die einzige offizielle Diagnose, zu der unter anderem eine impulsgesteuerte Neigung zur Selbstschädigung gehört. Diese kann sich in Selbstverstümmelung etwa durch Ritzen oder Sich-Verbrennen äußern. Sie entdecken vielleicht, dass Ihr Gegenüber einen Hang zu Substanzmissbrauch, Glücksspiel, Verschwendungssucht, Essattacken oder Hungern, Promiskuität, rücksichtslosem Verhalten im Straßenverkehr und anderen zwanghaften, gefährlichen und selbstschädigenden Verhaltensweisen hat. Ein solcher Drang, sich selbst Schaden zuzufügen, kann bis zu Selbstmorddrohungen oder suizidalem Verhalten reichen. Aktionen dieser Art dürften für Sie verwirrend und alarmierend sein.

Wichtig ist, zu verstehen, dass dieser Hang zur Selbstschädigung aus den ungesunden Bemühungen der Borderline-Persönlichkeit resultiert, ihre Ängste und ihren seelischen Schmerz zu bewältigen. Ein körperlicher Schmerzreiz kann die Borderline-Persönlichkeit von ihrem inneren Aufruhr ablenken. Er kann dazu dienen, sich weniger betäubt zu fühlen und die eigenen emotionalen und körperlichen Empfindungen ein Stück weit steuern zu können. Sich Schmerzen zuzufügen, kann Schuldgefühlen und einem Bedürfnis nach Selbstbestrafung entgegenkommen. Mitunter kann die mit Borderline verbundene Selbstschädigung auch dazu dienen, Sie zu bestrafen. Dieses Kapitel befasst sich mit der Frage, wie ein konstruktiver Umgang mit Konfliktsituationen wie diesen aussehen kann:

- Nach einem Streit brach Arthur oft zu einer Sauftour auf. Er verschwand dann für Tage, ohne in irgendeiner Form Kontakt aufzunehmen, wohl wissend, dass seine Frau sich Sorgen machte. Er betrank sich bis zur Bewusstlosigkeit in seinem Auto oder bei einem Freund zu Hause. Wenn er nach Hause kam, gab er seiner Frau die Schuld an dem Ganzen, nach dem Motto: »Siehst du, wie weit du mich gebracht hast?«

- Wenn sie auf ihren Freund wütend war, bombardierte Ruth ihn mit ausführlichen Schilderungen ihrer Flirts mit anderen Männern. Einige der Männer, die sie provozierte, reagierten mit Drohungen, manchmal wurden sie auch aggressiv. Sie wusste zwar, dass dieses Verhalten sie und ihre Beziehung in Gefahr brachte, suchte die Schuld an ihrem gefährlichen Verhalten aber in den häufigen Geschäftsreisen ihres Partners.

Konfrontationen mit selbstverletzendem Verhalten

Hinweise auf Selbstverletzung bei einem Menschen, der einem nahesteht, können einen in hellste Panik versetzen, und aus einem solchen Moment heraus reagiert man unter Umständen sehr instinktiv. Bevor wir uns damit befassen, wie mit einer solchen Situation umzugehen ist, hier ein Beispiel dafür, wie es *nicht* laufen sollte.

Julio und Donna lernten sich über eine Online-Dating-Plattform kennen und hatten sofort einen Draht zueinander. Eines Abends, Julio wollte Donna zu ihrem vierten Date abholen, fand er sie beim Betreten ihres Apartments völlig aufgelöst im Flur vor, schon im Mantel, ihre kleine Etuitasche in der Hand und leise schluchzend. Auf seine besorgten Nachfragen hin erklärte sie, sie hätte sich am Telefon heftig mit ihrer Mutter gestritten. Sie verkündete, dass sie aber dennoch vorhätte, wie geplant mit ihm auszugehen, obwohl die Sache sie offenbar sehr belastete. Julio schlug vor, dass sie sich einfach einen entspannten Abend bei ihr machen sollten, eine Pizza bestellen und zusammen fernsehen. Als er Donna aus dem Mantel half, stellte er entsetzt fest, dass sich beidseits Schnitte über ihre Arme zogen, aus denen Blut hervorquoll.

Ihre Einwände übergehend, fuhr er sie schleunigst in die Notaufnahme, wo ihre Verletzungen behandelt wurden. Donna verweigerte die psychiatrische Beratung und unterschrieb die entsprechenden Papiere, die besagten, dass sie das Krankenhaus entgegen des ärztlichen Rats verlassen würde. Julios Fragen stießen bei ihr auf blanke Empörung.

»Ich habe dir doch schon davon erzählt«, gab Donna zurück. »Der Punkt ist meine Mutter. Sie hat gesagt, sie würde nur anrufen, um mir hallo zu sagen. Aber dabei bleibt es nie.« Donnas Stimme wurde lauter, während sie weitererzählte. »Sie wollte schon wieder, dass ich ihr noch mehr Geld gebe. Sie sagte, ihr stünde eine Zwangsräumung bevor. Das Aas hat nie was für mich getan. Von ihr habe ich nie auch nur die kleinste Kleinigkeit bekommen. Sie hat immer nur genommen. Sie hat mich immer nur benutzt.«

»Das ist ja furchtbar«, sagte Julio.

»Meinst du? Gestern Abend habe ich also zu ihr gesagt: ›Jetzt ist Schluss, Ma. Ich kann dir nicht mehr aus der Klemme helfen.‹ Und sie schreit herum und sagt, ich wäre ein undankbares Balg und dass sie mich hasst. Sie sagte, es täte ihr leid, dass sie mich überhaupt in die Welt gesetzt hätte. Und dass sie nie wieder mit mir reden würde. Dann hat sie aufgelegt. Mit reicht's. Ich habe keine Mutter!«

»Aber warum hast du dich geschnitten? Das muss doch wehgetan haben?«

»Nein, das tut nicht weh«, gab Donna ärgerlich zurück. »Es hilft irgendwie. Es bringt mich runter, wenn ich aufgewühlt und wütend bin.«

»Wie kann es dir helfen, an dir selbst herumzuschneiden?«, fragte Julio etwas fassungslos. »Das ist doch irrsinnig. Ich meine, ich weiß schon ein Stück weit, wie das ist. Ich habe mich auch mit durchgeknallten Eltern herumgeschlagen. Aber ich gehe nicht hin und verstümmele mich selbst. Du musst dich einfach in den Griff bekommen und damit klarkommen.«

»Julio, sag mir nicht, dass du wüsstest, wie das ist! Du hast doch keinen blassen Schimmer!« Mittlerweile schrie Donna in den höchsten Tönen. »Und wie kannst du es wagen, mir zu sagen, ich solle einfach ›damit klarkommen‹? Fick dich doch!«

»Du mich auch, Donna. Hey, ich habe doch nur versucht, zu helfen!«

»Na, wenn du das ›helfen‹ nennst – dann hau einfach ab!«, tobte Donna.

»Alles klar! Genau das mache ich jetzt auch«, gab Julio zurück. »Mann, eine Zeit lang hast du es wirklich geschafft, mich zu täuschen. Ich dachte, du wärst so was wie normal. Du hast dir wohl bei deiner Mutter abgeguckt, wie es geht, so ein richtiges Aas zu sein!«

Deeskalation bei selbstverletzendem Verhalten

Julios Bestürzung über Donnas Verhalten sabotierte die Beziehung der beiden. Sein Unvermögen, Donnas Seelenqualen wirklich zu verstehen, und sein Mangel an *Mitgefühl* heizten ihre Wut auf ihn an. Ihre zornigen Reaktionen signalisierten, dass sie das, was sie zu diesem Zeitpunkt am meisten brauchte, nicht bekam: *Unterstützung* und *Mitgefühl*. Sie fühlte sich verurteilt und kritisiert, genauso wie sie es bei ihrer Mutter immer erlebt hatte.

Ohne Gespür für das, was Donna Kummer bereitete, konterte Julio ihre Verletztheit und Wut damit, ihr das alles mit gehässigen Bemerkungen heimzuzahlen. Außerdem versuchte er, ihre Frustration mit seiner eigenen zu vergleichen. Diese Taktik wird bei einem Borderliner inmitten seiner Seelenqualen nicht weiterführen. Sie müssen versuchen, in solchen hitzigen Momenten nicht aus der Haut zu fahren. Oberste Priorität hat hier, sich zu bemühen, das emotionale Erleben Ihres Gegenübers zu verstehen.

JULIO: »Ich habe mir solche Sorgen gemacht gestern Abend. (*Unterstützung*) Ich hatte Angst, du wolltest dich umbringen. Du musst dich ja furchtbar gefühlt haben, dass du das getan hast.« (*Mitgefühl*)

Donna: »Ja, diese ganze Geschichte mit meiner Mutter war der Horror. Diese widerliche Kuh! Und um Gottes willen, nein, ich wollte mich nicht umbringen. Wenn ich das wirklich vorhätte, dann nicht so.«

Julio: »Aha. Und was sollte das?«

Donna: »Komm, vergessen wir es einfach.«

Julio: »Donna, du bedeutest mir wirklich viel. Und ich begreife nicht, was passiert ist. Außerdem ist mir aufgefallen, dass du an den Beinen auch so etwas hast, was wie alte Narben aussieht. Ich will versuchen, daraus schlau zu werden und zu verstehen, was du gerade durchmachst.« (*Unterstützung*)

Donna: (weinend) »Ich weiß ja nicht einmal, ob ich es selbst verstehe! Ich weiß nur, wenn ich verletzt bin oder aufgewühlt, dann muss ich irgendwas Körperliches spüren, um den Aufruhr zu beruhigen.«

Julio: »Tut das denn nicht weh?«

Donna: (ohne sein *Mitgefühl* zu spüren) »Nein! Und hör auf, mich das zu fragen!«

Julio: »Ich will einfach besser verstehen, was das für ein Schmerz ist, den du ja wohl erlebst (*Mitgefühl*), damit ich versuchen kann, dir zu helfen.« (*Unterstützung*)

Donna: »Ich weiß nicht, woran du dabei denkst.«

Julio: »Na ja, ich kann bei dir sein. Du kannst mich anrufen, wenn du wieder einmal so aufgewühlt bist. Wir können nach anderen Wegen suchen, die Spannung zu lindern. (*Unterstützung*) Denn wir wollen unsere Verabredungen doch nicht in der Notaufnahme zubringen. Außerdem habe ich Angst, dass du versehentlich tiefer schneiden könntest als beabsichtigt, und das könnte dann gefährlich sein.« (*Wahrheit*)

Donna: »Sieh mal, ich weiß zwar, dass du mir zu helfen versuchst, aber wenn so was passiert, habe ich das Gefühl, ich würde gleich explodieren. Ich kann es nicht steuern. Ich muss einfach irgendetwas tun, um ein Ventil zu haben.«

JULIO: »Schön, ich kenne da eine Technik, die wir ausprobieren könnten, wenn du dieses Bedürfnis nach körperlicher Ablenkung hast.«
DONNA: »Nämlich?«
JULIO: »Dich so fest in den Arm zu nehmen und zu drücken, wie ich kann.«
DONNA: »Das würde ich gerne ausprobieren!«

Selbstverletzungen können für die Umwelt etwas Verstörendes haben. In der Regel versuchen die Betroffenen nicht, sich damit umzubringen – es geht nur darum, sich Schmerzen zuzufügen. Die Person schämt sich vielleicht, ein solches Verhalten zu offenbaren, und wehrt sich eventuell dagegen, darüber zu reden.

Es ist wichtig, dass Sie Ihre Bereitschaft signalisieren, Ihr Gegenüber zu verstehen, anstatt es zu verurteilen. Sich in die Qual einzufühlen, die hinter seinem Verhalten steckt, und zu betonen, wie sehr Ihnen der andere am Herzen liegt, kann ihm genug Sicherheit geben, um sich damit auseinanderzusetzen. Nun dann können Sie beide gemeinsam der Wahrheit auf den Grund gehen: Welche destruktiven Folgen hat dieses Verhalten für ihn und seine Beziehung zu Ihnen?

Auseinandersetzung mit destruktiven Heranwachsenden

Bei Kindern, Heranwachsenden oder jungen Erwachsenen mit Borderline-Persönlichkeitsstörung sind im Hinblick auf die selbstzerstörerische Komponente bei diesem Krankheitsbild besondere Punkte zu berücksichtigen, da die betroffene Person noch nicht reif genug ist, um die Verantwortung für ihr Handeln auf sich zu nehmen und die Folgen ihres Handelns ganz zu verstehen. Das nächste Szenario zeigt auf, wie eine zerrissene Familie versuchen kann, Heilungsprozesse einzuleiten.

Nachdem ihre Eltern sich scheiden ließen, als Missy zwölf Jahre alt war, vollzog sich bei ihr eine beängstigende Wandlung. Im Laufe der nächsten drei Jahre verwandelte sie sich von dem netten Mädchen mit Pferdeschwanz in eine Person, die ihre Mutter, Dee, gar nicht wiedererkannte. Missy veränderte ihre äußere Erscheinung und trug mit einem Mal dickes Make-up und Schlabberkleider. Die ehemals brillante Schülerin schwänzte plötzlich den Unterricht. Sie mäkelte gnadenlos an den Kochkünsten, der Kleidung und dem Sozialleben ihrer Mutter herum. Mit besonderer Abscheu quittierte sie die Wiederverheiratung ihrer Mutter mit Perry.

Missy wurde zunehmend verbal ausfallend und körperlich aggressiv. Wenn sie wütend war, riss sie ihre Lieblings-Poster von den Wänden und zertrümmerte ihre CDs. Sie hielt sich immer wieder für mehrere Tage bei ihrem Vater auf, der sie in einigen ihrer Klagen über ihre Mutter bestärkte. In dem Moment jedoch, wo ihr Vater ihr Grenzen setzte, drohte Missy, davonzulaufen und sich umzubringen; schließlich landete sie dann wieder bei ihrer Mutter. Sie verließ zu allen Tages- und Nachtzeiten das Haus, um dann verwahrlost und mit glasigem Blick zurückzukommen, zugedröhnt mit Drogen.

Dee erteilte Missy Hausarrest, aber beiden war klar, dass sie die gesetzten Grenzen ignorieren würde; Dee wusste nicht, wie sie die verhängten Sanktionen durchsetzen sollte. Sie verlangte von Missy, eine Beratungsstelle aufzusuchen, aber Missy weigerte sich. Perry versuchte zu intervenieren, aber Missy wehrte verächtlich ab. »Du bist nicht mein Vater! Du hast mir gar nichts zu sagen«, erklärte sie und ging einfach weg. Dee fühlte sich ohnmächtig. Missy war nicht zu bändigen.

Als sie mit einem blauen Auge und einer blutigen Nase nach Hause kam, gestand sie nach einigem Nachbohren, dass ein Mann, mit dem sie sich getroffen hatte, sie geschlagen hatte. Wie Missy ihren Eltern erzählte, waren sie in seiner Wohnung gewesen und hatten Haschisch geraucht, als er ihr seine Pistole zeigte. Sie forderte ihn dazu heraus, eine Art russisches Roulette damit zu spielen, aber er bekam es mit der Angst zu tun. »Das hat mich rasend gemacht, und ich habe ihn dann beschimpft, weil er gekniffen hat«, sagte sie.

»Geschieht mir recht. Ich war ein richtiges Miststück.«

Als Dee und Perry sie zu trösten versuchten, rastete sie aus und fuhr sie an, sie sollten mit der Gängelei aufhören. Wenig später verkündete Missy, sie würde von jetzt an bei ihrem Vater wohnen, doch Dee teilte ihr mit, der hätte ihr gerade mitgeteilt, dass Missy nicht mehr bei ihm bleiben könne. Sollte sie bei ihm auftauchen, würde er sie nicht hereinlassen. Es sei jetzt Dees Problem, was mit Missy passieren sollte. »Alle wären einfach besser dran, wenn ich tot wäre!«, rief Missy aus, während sie aus dem Haus rannte.

Dee wählte den Notruf. Ihre Tochter sei ausgerissen, sagte sie der Zentrale, und drohe, sich etwas anzutun. Außerdem bat sie darum, dass man Missy in eine Klinik einweisen solle, wenn man sie fände. Zu Hause könne Dee nicht für ihre Sicherheit garantieren. Dee erkannte, dass kein Weg daran vorbeiführte, ihre Tochter solange in sicherem Gewahrsein zu halten, bis man wüsste, wie es für sie weiterging.

Missy kam daraufhin auf eine jugendpsychiatrische Station. Sie hasste das Pflegepersonal und den Arzt und war anfänglich nicht kooperationsbereit. Bald jedoch wurde ihr klar, dass Aufmüpfigkeit ihren Aufenthalt womöglich verlängern würde, und sie verhielt sich ruhiger. Zum ersten Mal befand Missy sich in einem Umfeld mit funktionierenden Kontrollen, und die Konsequenzen ihres Verhaltens – die *Wahrheit* – blieben ihr nicht länger erspart. Der Arzt deutete Missy und ihrer Familie an, wenn ihr selbstverletzendes Verhalten sich fortsetze, würde sie in eine stationäre Wohneinheit für Jugendliche eingewiesen. Sie könne davon ausgehen, dass sie dort dann für mehrere Monate bleiben würde.

Angesichts dieser beklemmenden Aussicht traf Missy – zusammen mit ihrer Mutter, ihrem Vater und dem Stiefvater – eine Absprache. Diese besagte, wie sie sich konkret verhalten müsste, um aus der Klinik entlassen zu werden und zu Hause bleiben zu können. Mit anderen Worten: ihr wurde als Ersatz für das selbstverletzende Verhalten, das ihr sonst Erleichterung verschaffte, etwas

Positives, eine Belohnung für ein gesundes Verhalten angeboten. Mit zunehmender Unabhängigkeit wichen der Borderline-Zorn und Missys Borderline-bedingte Neigung zur Selbstmisshandlung den Bestrebungen eines ganz normalen Teenagers.

Das Jugendalter als Brücke zwischen der behüteten Unschuld der Kindheit und der reifen Freiheit des Selbst-Verstehens ist oft eine fragile Angelegenheit. Ein selbstzerstörerischer Borderline-Teenager oder junger Erwachsener schafft es vielleicht nicht, mit den neu entstehenden Selbstbestimmungsmöglichkeiten zurechtzukommen. In einer solchen Situation müssen die Eltern oder andere Betreuungspersonen einen konsequenten Plan entwickeln, den alle Beteiligten mittragen können.

Bei geschiedenen Eltern sind die Gefühle dem anderen gegenüber womöglich noch immer von Zank und Streit geprägt. Doch wird ein Programm für ihr Kind nur dann funktionieren, wenn sie einander unterstützen. Für Borderliner ist eine klare Linie oft genau das, was fehlt. Umso konsequenter müssen diejenigen sein, die vor der Aufgabe stehen, auf die Einhaltung gewisser Grenzen zu bestehen. Stiefelternteile müssen am gleichen Strang ziehen wie ihr Partner oder ihre Partnerin. Alle beteiligten Erwachsenen sollten ihre persönlichen Gefühle beiseiteschieben, um zu tun, was immer für das minderjährige Familienmitglied am besten ist. Dieses Anliegen muss für sie an erster Stelle stehen.

Kinder und Jugendliche mit Borderline-Persönlichkeitsstörung, die naturgemäß noch nicht auf eigenen Beinen stehen, hassen es, abhängig zu sein, und grollen denen, auf die sie angewiesen sind. Sie verabscheuen die *Wahrheit* – die Einschränkungen, denen sie unterliegen – und hören *Unterstützung* und *Mitgefühl* nicht ohne weiteres aus einer Äußerung heraus. Aber lassen Sie sich dadurch nicht davon abbringen, weiter solche tröstenden Aussagen einfließen zu lassen. Irgendwann schaffen Sie es vielleicht doch noch, die aus Groll aufgetürmten Barrieren zu durchbrechen.

Sichern Sie sich die Kontrolle über das, was Sie kontrollieren können. Versuchen Sie nicht, Dinge zu kontrollieren, die Sie nicht kontrollieren können. Es wird Ihnen vielleicht gelingen, das Handeln der Borderline-Persönlichkeit in eine bestimmte Richtung zu lenken, aber Sie haben womöglich keinen Einfluss auf ihre Einstellung zu diesem Tun. Die von Ihnen gezogenen Grenzen müssen durchsetzbar sein. Verlangen Sie nichts, was in der Praxis nicht machbar ist und was Sie nicht umzusetzen bereit sind. Als Gegengewicht zu Restriktionen können Sie Privilegien einführen. So zum Beispiel kann die Benutzung des Autos eine Belohnung für Kooperation sein. Bei Einhaltung der Zielvorgaben kann es Extra-Taschengeld geben oder es winken Lieblingsunternehmungen.

Was Sie tun können

Da ein Hang zu impulsiver Selbstschädigung schnell gefährlich wird, ist es wichtig, dass Sie sich selbst sowie Ihr Gegenüber schützen. Im Notfall bleibt Ihnen vielleicht nichts anderes übrig, als umgehend zu reagieren. Bei den meisten Interaktionen sollten vor dem Ansprechen der *Wahrheit* immer *Unterstützung* und *Mitgefühl* kommuniziert werden. Bei einer akuten Notsituation allerdings kann es geboten sein, dass die *Wahrheit* Vorfahrt hat, noch vor *Unterstützung* und *Mitgefühl*. Konsequent und berechenbar zu sein, wo das impulsive Verhalten der Borderline-Persönlichkeit inkonsequent und unberechenbar sein mag, hilft ihr, eigene Grenzen zu ermitteln und sich zu zügeln.

Sorgen Sie für ein sicheres Umfeld

Reduzieren Sie Gegenstände, die potenziell bei einer impulsiven Zerstörungsgeste zum Einsatz kommen könnten, auf ein Minimum. Machen Sie der Borderline-Persönlichkeit den Vorschlag, nicht mehr benötigte Arzneimittelflaschen zu entsorgen. Entfernen Sie nicht unbedingt benötigte Rasierklingen und räumen Sie bis auf Küchenmesser sämtliche sonstigen Messer weg. Überzeugen Sie sich, falls eine Schusswaffe im Haus existiert, ob diese hinreichend sicher verwahrt ist beziehungsweise ob sie überhaupt noch gebraucht wird.

Testen Sie Alternativen zur Selbstverletzung

Sich körperlich so richtig zu verausgaben, und sei es bis zur Erschöpfung, kann die Anspannung oder Gefühlstaubheit lösen, die das Bedürfnis von Borderlinern nach selbstschädigenden Handlungen triggern. Wenn bei der Borderline-Persönlichkeit Ängste aufkeimen, experimentieren Sie damit, mit ihr zusammen ins Fitnessstudio zu gehen oder einen Spaziergang zu machen. Ein heißes Bad oder ein Eisbad kann ebenfalls helfen, Spannung abzubauen. Auch Ton zu kneten und daraus Objekte zu formen kann eine beruhigende Maßnahme sein. Oder wild zu malen beziehungsweise temperamentvoll herumzukritzeln. Oder auf ein Klavier oder anderes Musikinstrument einzuhämmern. Einige Borderline-typische Selbstverletzungsimpulse lassen sich durch Markieren der Arme oder Beine mit rotem Filzstift (was Blut simuliert) abschwächen. Zuzusehen, dass man gemeinsam viel unternimmt, lenkt von selbstzerstörerischen Impulsen ab. Alle diese Maßnahmen zielen letzten Endes darauf, der Borderline-Persönlichkeit zu helfen, andere Wege zu finden, um die innerliche Spannung abzubauen.

Seien Sie auf ein potenzielles Ausagieren vorbereitet

Potenzielle Stressfaktoren für jemanden mit Borderline-Persönlichkeitsstörung zu erkennen, kann Ihnen helfen, ihn oder sie auf die Situation vorzubereiten. Hierzu gehört, abzusehen, wie sie sich auf die Person auswirken mag und wie Sie zusammen auf eine befriedigendere Reaktion hinarbeiten können.

Chloe litt seit ihrer frühen Jugend an Bulimie. Zu essen und sich danach zu übergeben, verschaffte ihr ein Gefühl von Kontrolle und dämpfte ihre Ängste. Dank einer entsprechenden Therapie hatte sie ihre Essstörung besser im Griff, doch in stressigen Zeiten kehrte die Bulimie immer wieder einmal zurück.

Ihr Ehemann Clyde kannte ihre Vorgeschichte und unterstützte sie bei ihrem Kampf gegen die Krankheit. Beide wussten, dass ein primärer Auslöser für Chloes Ängste seine verwitwete Mutter war, die zum Glück weit weg wohnte. Clydes Mutter, eine verbitterte, depressive Frau, hatte an Chloe immer etwas auszusetzen. Chloe und Clyde fuhren stets gemeinsam zu den alljährlichen Familientreffen, und mitunter lösten Chloes Begegnungen mit ihrer Schwiegermutter einen Rückfall aus. Als wieder einmal ein solcher Besuch bevorstand, versuchte Clyde, Chloe und sich selbst auf diese Feuerprobe vorzubereiten:

»Chloe, ich weiß es wirklich zu schätzen, dass du bereit bist, mit mir zusammen meine Ma und die Familie zu besuchen. Sie kann dermaßen schwierig sein! Und für dich ist das ja kaum auszuhalten. (*Mitgefühl*) Lass uns gemeinsam dafür sorgen, dass sie dich nicht wieder so aus der Bahn wirft wie letztes Jahr. Ich werde tun, was immer ich kann, um deine Genesung, auf die du so hart hingearbeitet hast, nicht aufs Spiel zu setzen. (*Unterstützung*)

Ich kann mich noch gut daran erinnern, wie du letztes Mal, als du dich derart aufgeregt hast, Kopfschmerzen vorgetäuscht und die Feier verlassen hast. Und wie du Schnaps und Torte rausgeschmuggelt hast, um dich abzufüllen bis zum Abwinken und dir danach den Finger in den Hals zu stecken. Dieses Mal wollen wir besser vorbereitet sein, falls es wieder Stress mit Ma gibt. Am wichtigsten ist, dass ich die ganze Zeit bei dir bleiben werde. Wenn es für dich zu belastend wird, will ich nicht, dass du allein abziehst. Lass uns vielleicht irgendein Signal vereinbaren, das du mir gibst, wenn du das Gefühl hast, du musst da raus. Huste zweimal. Ich sage dann, dass wir beide gerade dabei sind, eine Erkältung auszukurieren, und noch nicht ganz über dem Berg sind. Und deshalb müssten wir zusehen, dass wir unsere Medikamente einnehmen. Dann ziehen wir los und vertreten uns etwas die Beine, solange du das brauchst.«

Wenn Sie Trigger prognostizieren, die zu einer Krise führen könnten, sollte das ganz ruhig, wertfrei und sachlich geschehen. Auf diese Weise löst sich vielleicht schon ein Teil der Anspannung, die Borderliner in Erwartung der Situation bereits aufbauen mögen. Danach können Sie zusammen einen Plan schmieden, wie ein sinnvollerer Umgang mit ihr aussehen könnte.

Vergewissern Sie sich, dass alle Beteiligten an einem Strang ziehen
Die Borderline-Persönlichkeit mit ihrem destruktiven Verhalten zu konfrontieren, verlangt die Mitwirkung aller Beteiligten. Versuchen Sie nicht zuzulassen, dass jemand anders einen Plan sabotiert, der dabei helfen soll, selbstschädigende Handlungen einzudämmen. Treffen Sie sich mit anderen, die im Leben der betroffenen Person eine Rolle spielen, um sicherzustellen, dass alle an einem Strang ziehen, wenn ein konsequenter Umgang mit einem bedrohlichen Verhalten angesagt ist. Das könnte die Mutter Ihres Partners sein, oder der Großvater Ihres Kindes, eine wohlwollende Freundin oder ein mitfühlender Chef oder jede andere Person, die sich vielleicht nicht über die Gesamtsituation im Klaren ist und Ihren Plan deshalb zunichtemachen könnte. Bei Paaren wird es vielleicht darum gehen, einen Kompromiss zu finden, auf den sie sich einigen und den beide Seiten befürworten.

Seien Sie konsequent
Vermeiden Sie Versprechen, die Sie nicht halten können. Verlangen Sie nicht die Einhaltung von Auflagen, die Sie nicht durchsetzen können. Haben Sie, wenn Sie Grenzen setzen, die womöglich verletzt werden könnten, einen Plan parat, wie Sie sie konsequent aufrechterhalten.

> Darren sagte seinem alkoholkranken Bruder Jeff immer wieder, er würde ihm kein Geld mehr leihen und Jeff müsse zusehen, dass er einmal einen Job länger behalten würde. Außerdem solle er sich wegen seines Trinkens und seiner Depressionen Hilfe suchen. Doch

alle paar Monate rief Jeff erneut bei ihm an und verkündete, dass er wieder einmal vor einer Zwangsräumung stand oder dass Leute, denen er Geld schuldete, ihm drohten. Er drohte dann, dass er kurz davor sei, einfach aufzugeben und sich zu Tode zu trinken. Aber wenn Darren ihm noch einmal aushelfen könne, nur als Überbrückung, bis er trocken wäre und der neue Job anfinge, wüsste er, dass er sich zusammenreißen könne.

Darren beschloss schließlich, das finanzielle Abhängigkeitsverhältnis zu beenden. Er sagte Jeff also, das wäre jetzt wirklich das letzte Mal.

»Ich weiß, das habe ich schon öfter gesagt«, bemerkte Darren, »aber das ist jetzt definitiv das letzte Mal. Ich bin dein Bruder und liebe dich. (*Unterstützung*) Aber ich fürchte, es war eher kontraproduktiv, dass ich dir immer wieder Geld geliehen habe. Es hat verhindert, dass du die Situation managst und Verantwortung für dich selbst übernimmst. (*Wahrheit*) Du bist ein stolzer Mann und hast im Laufe der Jahre vor etlichen schwierigen Situationen gestanden (*Mitgefühl*), aber du musst dir Hilfe organisieren, was das Trinken und deine Depressionen anbelangt.« (*Wahrheit*)

»Du hast ja recht«, gab Jeff zurück. »Das ist das letzte Mal, dass ich dich um etwas bitte. Und ich zahle es dir auch ganz bestimmt zurück. Ich schwöre, dieses Mal reiße ich mich am Riemen und komme allein klar.«

»Auch das hast du schon öfter gesagt, Jeff«, entgegnete Darren. »Und ich weiß, du meinst es auch so. Aber auf diesem Weg hat es bislang nie funktioniert, und wir müssen etwas ändern. Also: Ich werde dir noch einmal einen Scheck schicken. Nicht als Leihgabe. Als Geschenk. Denke nicht, dass du mir irgendetwas von dem zurückgeben müsstest, was ich dir in der Vergangenheit zugesteckt habe. Aber das ist jetzt wirklich das letzte Mal. Ich werde mich mal umhören, was es an Alternativen gibt. Solltest du künftig noch einmal in Not geraten, bekommst du von mir andere Ressourcen als Geld.«

Als Jeff ein paar Monate später erneut anrief, gab ihm Darren die Adressen und Telefonnummern für die Beantragung von Sozialhilfe sowie die von psychiatrischen Kliniken, Obdachlosenunterkünften, Tafeln und anderen Hilfsangeboten für Bedürftige.

Vielleicht bekommen Sie Schuldgefühle, wenn Sie sich dazu durchringen, eine zuvor laxer gehandhabte Grenze stringenter durchzuziehen. Es kann gut sein, dass Ihr Gegenüber sich im Stich gelassen fühlt und vielleicht versucht, Ihre Schuldgefühle noch mehr zu nähren. In solchen Situationen ist es wichtig, zu erklären, warum die Veränderung eigentlich weniger eine Veränderung ist, sondern vielmehr die konsequente Umsetzung dessen, was ursprünglich vereinbart wurde. Setzen Sie *Unterstützung* und *Mitgefühl* ein, wenn Sie erklären, warum die Anpassungen an die *Wahrheit* jetzt geboten sind. Am besten nehmen Sie diese Kurskorrekturen nach und nach vor. Statt die finanzielle *Unterstützung* komplett zu entziehen, dünnen Sie sie im Laufe der Zeit aus oder stellen für einen vertretbaren Zeitpunkt noch genug zur Verfügung. Anstatt zu verlangen, dass die Person auf der Stelle das Haus verlässt, reden Sie über ein festes zukünftiges Datum, bis zu dem sie ausziehen muss. Dann haben Sie einen Fixpunkt, an den Sie sich halten können, und der betroffenen Person lässt es etwas Zeit, sich auf die neue Absprache einzustellen.

Nehmen Sie projizierte Schuldzuweisungen nicht für bare Münze

Sie sind nicht der Grund dafür, dass dieser Mensch, der Ihnen am Herzen liegt, sich ritzt. Ebenso wenig haben Sie ihn gezwungen, wieder zu trinken. Sie sind nicht daran schuld, dass er eine Affäre hat. Ihr *Mitgefühl* für den Schmerz, den er erlitten hat, schmälert nicht die *Wahrheit*, dass letzten Endes er selbst für sein Verhalten verantwortlich sein muss.

Sie können unterstützen, ohne sich von Schuldgefühlen verschlingen zu lassen. Verstricken Sie sich nicht in eine Debatte darüber, inwieweit Sie zu den Handlungen Ihres Gegenübers beitragen – sie lenkt nur vom Eigentlichen ab. Sie können anerkennen, dass Sie einen Einfluss darauf haben, wie sich der andere fühlt, aber richten Sie den Fokus auf die *Wahrheit*: wie er – mit Ihrer *Unterstützung* – an dem Problem arbeiten kann.

Konzentrieren Sie sich bei unmittelbarer Gefahr auf die Wahrheit

In den meisten Situationen ist Ihr Unterstützungsversprechen und Ihre Demonstration echten Mitgefühls erst einmal das Allerwichtigste. Ist das Vertrauen hergestellt, so werden Borderline-Betroffene im Laufe der Zeit eher bereit sein, mit Ihnen gemeinsam schmerzhafte Wahrheitsoptionen an sich heranzulassen. Sollten Sie jedoch feststellen, dass für Ihr Gegenüber (oder auch für Sie selbst und andere) unmittelbar Gefahr in Verzug ist, müssen Sie allen Beteiligten unverzüglich realistische Maßnahmen vor Augen führen (*Wahrheit*), um Schaden abzuwenden.

Der geliebte Mensch wird womöglich heftig protestieren, wenn Sie den Arzt, die Klinik oder die Polizei anrufen. Er wird vielleicht versuchen, die Überdosis herunterzuspielen oder darauf bestehen, dass die Blutung doch halb so schlimm sei, und darauf beharren, dass Sie überreagieren. Er droht vielleicht, davonzulaufen oder die Beziehung zu beenden, wenn Sie versuchen, an dieser Stelle einzuschreiten. Bei solchen Gelegenheiten befinden Sie sich vielleicht in einem klassischen No-Win-Dilemma: Wenn Sie den Forderungen nachkommen und angesichts der potenziell gefährlichen Situation untätig bleiben, wirft der andere Ihnen später vielleicht vor, er sei Ihnen wohl nicht wichtig genug gewesen, um ihn vor Schaden zu bewahren. Aber wenn Sie seine flehentlichen Bitten, sich herauszuhalten, abschlagen und stattdessen aktiv auf seine Drohungen reagieren, kann Ihnen ebenso gut vorgeworfen werden, Sie würden ihn nicht respektieren und er sei Ihnen gleichgültig.

Für Borderline-Betroffene ist es besser, zu verstehen, dass ihr selbstschädigendes Verhalten immer ernst genommen werden muss. Im Notfall ist ein rationales Reagieren im Sinne der *Wahrheit* gefragt und genau das, was die Person hören muss.

»Ich weiß, du bist wütend auf mich, weil ich den Notruf gewählt habe, aber ich habe Angst. Gott, du musst dich ja schrecklich gefühlt haben, als du das getan hast! (*Mitgefühl*) Aber du hattest zugegeben, dass du die ganzen restlichen Tabletten aus dieser Packung geschluckt hast, und ich weiß nicht, wie gefährlich diese Medikamente vielleicht sind oder wie ernst es dir damit ist. Ich werde hier nicht herumstehen und zulassen, dass du Gefahr läufst, dich umzubringen. *Natürlich* werde ich Hilfe rufen. (*Wahrheit*) Du weißt, wie sehr ich dich liebe, und ich werde tun, was auch immer getan werden muss, um dir zu helfen, damit es dir wieder besser geht.« (*Unterstützung*)

Selbstmorddrohungen und selbstschädigendes Verhalten bei jemandem, der Ihnen wichtig ist, sind eine beängstigende Erfahrung. In solchen Krisen mögen Sie sich hilflos vorkommen, aber das sind Sie nicht. Bei einem akuten Ereignis die Ruhe zu bewahren, ist schwierig, aber es ist für Ihr Gegenüber auch ermutigend. Sie sorgen sich vielleicht darüber, wie Sie sich verhalten sollen, oder haben Angst, etwas Falsches zu sagen. Aber allein schon Ihre Anwesenheit wirkt beruhigend. Einfach bei ihm zu sein, zeigt Ihre Unterstützung, wenn der Mensch, den Sie lieben, Qualen durchleidet und Angst hat, es gäbe keine Hoffnung. Vielleicht werden Sie verblüfft sein, wenn Ihnen im Nachhinein gesagt wird, wie sehr Sie geholfen haben. Sie mögen sich fragen, was Sie eigentlich getan haben, das so tröstend war. Vielleicht geht es dabei schlicht und ergreifend nur darum, dass Sie einfach an der Seite des anderen geblieben sind und ausgeharrt haben.

Verständnis und *Beharrlichkeit* werden Ihnen auf längere Sicht helfen, die Beziehung aufrechtzuerhalten. Aber es mag durchaus eine Zeit geben, in denen Ihnen Zweifel an Ihrer Fähigkeit oder Bereitschaft kommen, noch weiter durchzuhalten. Im abschließenden Kapitel betrachten wir daher Faktoren, die Mut machen, bei der Stange zu bleiben, sowie Umstände, die nahelegen, dass wir besser loslassen sollten.

10. Wann bleiben, wann gehen

Die Beziehung zu jemandem mit Borderline-Persönlichkeitsstörung kann fordernder sein, als Sie es sich zunächst vorgestellt haben. Alle vorangegangenen Kapitel dieses Buches waren als Hilfen dabei gedacht, die Beziehung zu dieser Person aufrechtzuerhalten. Ihr Interesse an diesem Buch zeigt, wie viel Ihnen dieses Menschenwesen bedeutet und wie entschlossen Sie sind, die Beziehung zu retten.

Sich auf einen anderen Menschen einzulassen, verlangt immer gewisse Anpassungsleistungen – weniger egoistisch zu sein, sensibler zu sein, das Engagement für anderes etwas zurückzufahren, Kompromisse zu schließen. Doch wann immer in solchen Beziehungen größere Turbulenzen auftreten, mag es Zeiten geben, in denen Sie sich fragen, ob es noch der Mühe wert ist. Wenn zu große Opfer zu bringen sind, ziehen Sie vielleicht einen Ausstieg aus der Beziehung in Betracht.

Was es Ihnen abverlangt, Ihre Beziehung zu jemandem mit Borderline-Persönlichkeitsstörung aufrechtzuerhalten, ist eine sehr persönliche Frage. Ebenso wie die physische Toleranzschwelle bei jedem Menschen eine andere ist, unterscheiden sie sich auch darin, wie viel emotionale Mühen sie auf sich nehmen können, um den Kontakt zu erhalten. Wenn die emotionalen Anstrengungen auch nach geraumer Zeit heftig ausfallen und die Wahrscheinlichkeit, dass sich bei Ihrem Gegenüber etwas ändert, gering ist, müssen Sie die Beziehung vielleicht aufgeben. Doch bevor Sie eine enge Verbindung auflösen, wollen Sie sich ja zumindest nach besten Kräften bemüht haben. Hierzu gehört auch die Inanspruchnahme von Paar- oder Familientherapie und von Beratungsangeboten für Angehörige von Borderline-Betroffenen. Es bedeutet auch, dafür zu sorgen, dass der geliebte Mensch die bestmögliche Hilfe bekommt. Außerdem wollen Sie bestimmt das

Gefühl haben, dass Sie der Beziehung angemessen viel Zeit gelassen haben, um sich weiterzuentwickeln.

Betonen Sie erzielte Fortschritte

Verhaltensänderungen bei Borderlinern sind ein Prozess, der oft quasi rückwärts abläuft. Er beginnt mit dem nachträglichen Erkennen des eigenen Verhaltens und führt dann über das Sich-Ausbremsen mitten im Tun bis zu einer Kontrolle, die bereits im Vorfeld des Verhaltens einsetzt. Allmähliche Kurskorrekturen wahrzunehmen und ihre Entstehung zu fördern, unterstützt die Betroffenen in ihren Fortschritten.

Hinterher: Schon wieder in die Falle getappt

Veränderung beginnt dann, wenn die Borderline-Persönlichkeit ein dysfunktionales Verhalten erkennt, nachdem es eingetreten ist. Sie kann zunehmend Trigger für ihre Reaktionen benennen und ist motiviert, künftige Fehltritte zu umgehen.

Lee war genervt, weil Mona ihn ständig am Arbeitsplatz anrief. Nach zahllosen Streitgesprächen wurde Mona klar, dass diese Anrufe den Job ihres Mannes gefährdeten und auf ihre eigene Unsicherheit zurückgingen. Sie sagte Lee daraufhin, dass sie seine Bedenken verstünde, und stimmte ihm zu, dass ihre Ängste davor, verlassen zu werden, unbegründet waren. Sie versprach, ihre Anrufe bei ihm einzuschränken.

Nach einem besonders anstrengenden Tag jedoch nahm Mona ihre Telefonate wieder auf, um sich über den Tag zu beklagen und von Lee einzufordern, dass er beruhigend auf sie einreden würde, was Lee zunehmend auf die Palme brachte. Als sie nach ihrem letzten, frustrierenden Anruf auflegte, merkte sie, wie unangebracht dieses Verhalten mittlerweile war. Sie schrieb eine Textnachricht an ihren Mann, in der sie ihren Ausrutscher eingestand, sich für ihn entschuldigte und ankündigte, sie würde warten, bis er nach Hause käme, um dann mit ihm über die Situation zu reden.

An diesem Abend verkniff sich Lee abwertende Bemerkungen wie »Habe ich dir doch gleich gesagt« und reagierte stattdessen mit Unterstützungsaussagen, die betonten, wie stolz er auf sie war und wie sehr es ihm imponierte, dass sie ihr altes Muster erkannt hatte und daran arbeitete, es zu korrigieren.

Mittendrin: Die Kurve kriegen

Sich selbst inmitten einer kontraproduktiven Aktion zu ertappen und sie zu stoppen, ist der nächste Schritt in Richtung Veränderung.

Just in dem Moment, als er seine Freundin Diana, die ein paar Minuten zu spät gekommen war, weiter anbrüllen wollte, hielt Hunter unvermittelt inne. »Tut mir leid«, sagte er. »Ich versuche ja in letzter Zeit, mich zu beherrschen, aber das war wohl gerade nix.«

Diana vermied es, ihn dafür verärgert zu kritisieren oder sein Verhalten mit »Schon okay« abzunicken, wie sie es in der Vergangenheit öfter getan hatte. Stattdessen strich sie ihr *Mitgefühl* heraus: »Wow«, rief sie aus. »Das war ja beachtlich – wie du an dich gehalten hast! Ich habe schon mitbekommen, dass du wütend auf mich warst, aber dieses Mal hast du es geschafft, dich zusammenzunehmen. Du hast es gesehen und aufgehört. Du hast nicht die Kontrolle verloren. Ich weiß ja, wie schwer du dich damit immer getan hast. Ich bin richtig stolz auf dich.« (*Unterstützung*)

Vorbeugung: Was wir nicht mehr wollen

Wenn ein selbstschädigendes Verhalten im Nachhinein erkannt wird oder wenn die Borderline-Persönlichkeit es inmitten eines Konflikts wahrnimmt und abstellt, statt sich weiter hineinzusteigern, sind das ermutigende Anzeichen dafür, dass sich hier etwas in Richtung Veränderung bewegt. Aha-Erlebnisse dieser Art führen irgendwann dazu, dass Stressoren schon im Voraus erkannt und antizipiert werden. So können Borderline-Betroffene es vollständig vermeiden, wieder den alten destruktiven Reaktionen zu erliegen, wenn ihre innere Not zu groß wird.

Wie Sie wissen, nehmen viele Borderline-Symptome im Laufe der Zeit ab. Wenn Sie eine Veränderung in der Reaktion bemerken, ein anderes Muster, gilt es, sie nach dem SET-Verfahren zu verstärken.

> »Weißt du noch: wenn wir früher solche Meinungsverschiedenheiten hatten, bist du völlig ausgerastet und hast den Hörer aufgeknallt. Vielleicht wärst du in die Kneipe gegangen und hättest dich betrunken. Aber heute können du und ich viel eher ruhig über Sachen reden. Wir können Kompromisse machen. Ich bin so stolz auf uns und darauf, wie wir das regeln können. Es ist jetzt so einfach, mit dir zu reden. (*Unterstützung*)
>
> Ich weiß, es war nicht immer leicht. Du hast richtig hart daran gearbeitet. Du hast dich so sehr verändert, was deinen Umgang mit unserer Beziehung angeht. Selbst dann noch, wenn ich gerade nicht so super drauf bin. (*Mitgefühl*) Aber im Vergleich zu früher läuft es so viel glatter. Ich habe das Gefühl, wir sind uns näher als je zuvor.« (*Wahrheit*)

Lassen Sie ein Türchen offen

Einige von uns kommen vielleicht nie an den Punkt, an dem sie die Beziehung aufgeben wollen. So kränkend und abweisend das Kind, ein Elternteil, Partner oder ein anderer nahestehender Mensch auch sein mag, man will das Band nicht unwiderruflich kappen. Ihr Pflichtgefühl oder Verantwortungsbewusstsein, die Liebe, die einmal bestanden hat, möglicherweise auch Schuldgefühle diktieren Ihnen, irgendeine Form von Kontakt mit dieser Person aufrechtzuerhalten, die Sie nicht mögen und der Sie aus dem Weg gehen würden, wäre da nicht die langjährige Verbundenheit mit ihr. Selbst wenn Ihr Borderline-Gegenüber Sie zurückweist, und so schmerzhaft das Ganze auch sein mag – Sie möchten sich vielleicht nicht ganz aus seinem Leben zurückziehen.

Die Beziehung aus Pflichtgefühl am Leben halten zu wollen, kann zur Qual werden, wenn es für Sie bedeutet, von dem Menschen, der Ihnen viel bedeutet, ständig abgewertet zu werden. Es verlangt dann große Stärke, sich weiter für den Erhalt der Beziehung zu engagieren. Aber Sie müssen auch realistisch bleiben, was Ihre Erwartungen anbelangt. Vielleicht kommt es nie zu der wechselseitigen liebevollen Beziehung, die Sie sich erhoffen. Der Kontakt muss vielleicht distanziert bleiben. Es wird darum gehen, dass Sie das Gefühl haben können, Sie versuchen Ihr Bestes, die Bindung ein Stück weit aufrechtzuerhalten, ohne sich allzu großen Schmähungen oder einer schlechten Behandlung auszusetzen.

Akzeptieren Sie die Grenzen, die der geliebte Mensch um sich herum errichtet. Er wird sich nicht respektiert fühlen, wenn Sie darauf bestehen, ein Gespräch fortzusetzen, das er beenden will. Geben Sie ihm Raum, selbst wenn ein Missverständnis dann für eine gewisse Zeit ungeklärt bleibt. Ist eine Begegnung allzu hitzig, versuchen Sie nicht auf der Stelle, das zu beheben. Beendet die Borderline-Persönlichkeit aufgebracht ein Telefonat mit Ihnen, lassen Sie erst einmal etwas Zeit ins Land gehen und melden Sie sich erst dann wieder, wenn sich die Lage beruhigt hat.

Schicken Sie zum Geburtstag oder zu einem besonderen Anlass eine Karte oder würdigen Sie das Ereignis durch einen kurzen Anruf. Nehmen Sie es hin, dass Ihre Bemühungen vielleicht nicht anerkannt oder auch nur wahrgenommen werden. Nutzen Sie eine Kontaktaufnahme keinesfalls dazu, sich zu verteidigen oder einen Streit wiederauferstehen zu lassen. Stählen Sie sich vielmehr gegen die Geringschätzung der Borderline-Persönlichkeit und versuchen Sie, ein Türchen offen zu lassen, durch das eines Tages vielleicht eine annehmbare Versöhnung möglich wird. Bis dahin gönnen Sie Ihrem Gegenüber den gewünschten Abstand.

Was hat das mit Liebe zu tun?

Es gibt viele Gründe, an einer liebevollen, aber stürmischen Beziehung festzuhalten. Sie haben eine innige Bindung zu jemandem, der Ihnen sehr am Herzen liegt. Sie haben hart daran gearbeitet, die Beziehung zu retten, auch in schwierigen Zeiten. Sie haben sich auf viele Herausforderungen eingestellt und bessere Möglichkeiten ausgelotet, sie zu bewältigen.

Sollte die Verbindung zu dieser Person jedoch allzu energieraubend sein oder Ihre eigene Gesundheit aufs Spiel setzen, müssen Sie darüber nachdenken, warum Sie trotz alledem bleiben. Und einige der Gründe, die Sie dafür angeben können – oder die Ihnen genannt werden –, reichen für sich genommen vielleicht nicht aus.

- *»Aber ich liebe sie doch immer noch!«* ist vielleicht nicht genug, um eine intime Beziehung aufrechtzuerhalten, in der unentwegt auf Sie eingeprügelt wird. Es braucht mehr als Liebe, um eine gesunde Partnerschaft zu unterhalten. Wenn Sie in dieser Beziehung weiterhin leiden, ist Ihre Liebe irgendwann am Ende.
- *»Aber was wird aus ihm, wenn ich ihn verlasse?«* ist Ausdruck Ihrer Sorge, dass die Borderline-Persönlichkeit regrediert oder womöglich nicht überlebensfähig ist, wenn Sie sich zurückziehen. Sie haben vielleicht Schuldgefühle, und der andere schürt diese Gefühle womöglich, indem er Sie dafür in Grund und Boden verdammt, dass Sie ihn so herzlos verlassen. Aber wenn Sie sich vergewissert haben, dass Sie Ihr Bestes gegeben haben, sollte Sie das nicht abschrecken. Die Veränderung wird Ihr Gegenüber sogar stärken, wenn es dadurch gezwungen wird, verantwortungsbewusster zu werden. Sollte der oder die Borderline-Betroffene jedoch wirklich nicht in der Lage sein, die eigenen Probleme einzusehen und an ihnen zu arbeiten, werden Ihre Interventionsversuche den unvermeidlichen Niedergang vielleicht nur etwas hinauszögern. Länger

an der Beziehung festzuhalten, könnte irgendwann womöglich in einen noch schrofferen Zusammenbruch münden, wenn die Beziehung unweigerlich endet.

- *»Wegen der Kinder«* oder die Rücksicht auf die Folgen einer Trennung für andere sind ebenfalls gängige Überlegungen vor der Auflösung einer Verbindung. Wie Kinder eine Trennung verkraften würden, ist ein Punkt, den es tatsächlich abzuschätzen gilt. Allerdings kann es gut sein, dass es für sie schlimmer ist, den Konflikten zwischen den Erwachsenen ausgesetzt zu sein, wenn Sie bleiben. Missbilligung, die Ihnen für Ihren Entschluss vielleicht von anderer Seite entgegenschlägt, rechtfertigt nicht, dass Sie weiter unglücklich sein müssen.
- *»Können wir wenigstens Freunde bleiben?«* spiegelt vielleicht den aufrichtigen Wunsch oder auch verzweifelten Versuch Ihres Gegenübers, die Beziehung aufrechtzuerhalten. Wenn eine intime Beziehung zu Ende gegangen ist, ist es schwer, die Beziehung auf einer anderen Ebene fortzuführen. Borderline-Betroffene kennzeichnet oft ein starkes Schwarzweißdenken, es gilt jeweils nur das eine oder andere Extrem. Sich durch die feinen Nuancen hindurchzulavieren, die mit dem Wechsel von Liebesbeziehung zu Freundschaft verbunden wären, kann deshalb schwierig sein. Möchten Sie den Kontakt in irgendeiner Form aufrechterhalten, so muss für beide Seiten klar abgegrenzt werden, wie weit die Beziehung gehen soll. Dazu kann gehören, sich zu einigen, wie oft Sie in Kontakt treten werden, wie viel körperliche Nähe jeweils erwünscht ist und welche Verpflichtungen dem jeweils anderen gegenüber entstehen. Sollten diese Grenzen sich als allzu durchlässig erweisen, werden Sie eventuell feststellen, dass Sie wieder in die gleiche ungesunde Beziehung hineingezogen werden, die Sie gerade zu ändern versucht hatten.

Wissen, wann es sich zu lösen gilt

Es wird Zeiten geben, wo die Herausforderungen, die ein weiterer Erhalt der Beziehung mit sich bringt, Ihnen vielleicht über den Kopf wachsen. Sie werden entscheiden müssen, ob Ihnen dabei noch eine befriedigende Zukunft winkt. Sollten Sie erwägen, die Beziehung zu beenden, heißt es zunächst einmal, sorgfältig abzuschätzen, ob noch mit Fortschritten zu rechnen ist. In den folgenden Situationen ist dies höchst unwahrscheinlich:

- Nach jahrelanger Einzel- und Paartherapie schiebt Ihr Partner Ihnen noch immer hartnäckig die Schuld an jedem Konflikt zu. Er übernimmt keine Verantwortung für Reibereien zwischen Ihnen.
- Er wird wütend und verweigert jeden weiteren Kontakt mit Fachleuten, die ihn auf seinen Anteil an problematischen Interaktionen hinweisen.
- Die Dysfunktionalität in der Beziehung ist konstant bestehen geblieben. Im Laufe der Zeit konnten Sie keine Veränderung erkennen beziehungsweise zukünftige Veränderungen sind nicht wahrscheinlicher geworden.
- Die Beziehung wird unablässig von Verdächtigungen und paranoiden Vorstellungen infiziert. Selbst nach jahrelangem Zusammensein und trotz entsprechender professioneller Unterstützung lässt sich kein Vertrauen herstellen.
- Drohungen oder Gewalt beeinträchtigen Ihre eigene Sicherheit.
- Der emotionale Schmerz, der damit verbunden ist, zu gehen, ist geringer als der ständige und sich nie ändernde Schmerz, der damit verbunden wäre, zu bleiben.

Wissen, wann sich zu bleiben lohnt

Die Entscheidung, zusammenzubleiben, ist nicht gleichzusetzen mit passivem Erdulden. Sie bekräftigt, dass Sie eine gesunde gemeinsame Zukunft vor sich sehen. Dieses verbindliche Ja zum anderen erfolgt im Laufe der Zeit und will gründlich überdacht werden. Bedenken Sie dabei die Anzeichen dafür, dass Sie beide auf die gleichen Langzeitziele hinarbeiten:

- Sie beide können über einen Streit »hinwegkommen«, und zwar nicht, indem Sie ihn ignorieren, sondern indem Sie entweder Kompromisse eingehen oder sich darauf einigen, dass Sie sich nicht immer einig sein müssen und dennoch beidseits weiter respektvoll miteinander umgehen.
- Für Sie ist die Nähe zueinander, die Sie jetzt erleben, kostbarer als die Aussicht auf eine andere Beziehung oder Alleinsein.
- Sie haben das Gefühl, dass Ihre Beziehung dabei ist, besser zu werden.
- Ihnen liegt die andere Person sehr am Herzen, und auch sie hat den inneren Antrieb, die Verbindung zu Ihnen aufrechtzuerhalten.
- Ihr Gegenüber ist jemand, der trotz bestimmter beunruhigender Verhaltensweisen bewundernswerte, liebenswerte Eigenschaften aufweist, die Sie schätzen.
- Diese Person ist sich darüber im Klaren, dass sie mit Problemen zu kämpfen hat, und versucht, sie besser in den Griff zu bekommen.
- Es gibt Belege dafür, dass Ihr Gegenüber aufrichtig mit Ihnen zusammen an der Beziehung arbeitet und Fortschritte macht.

Für viele Menschen ist eine befriedigende Beziehung zu einem anderen Menschen ein wichtiger Bestandteil dessen, was für sie ein sinnvolles und zufriedenes Leben ausmacht. Nähe zu anderen aufrechtzuerhalten, vor allem mit emotional vorbelasteten Menschen, ist eine Herausforderung. Sie haben sich entschieden, auf eine Liebe zu setzen, die Sie vielleicht an Ihre Grenzen bringt, die Sie zurückweist, ja sogar verletzt. Ihr Mut und Ihre Kraft spiegeln sich in Ihrem engagierten Ja dazu, mit der Person, die Sie lieben, zusammen zu sein und sie zu unterstützen.

Ziel dieses Buches war es, Ihnen einen Leitfaden an die Hand zu geben, der Ihre Beziehung zu jemandem mit Verhaltensweisen, die auf eine Borderline-Persönlichkeitsstörung schließen lassen, verbessern kann. Sowohl Sie als auch die Person, die Sie lieben, haben das Recht, glücklich zu sein. Meine Hoffnung ist, dass einiges von dem, was sich auf diesen Seiten findet, Ihnen selbst und Ihrem oder Ihrer Liebsten helfen mag, gemeinsam darauf hinzuarbeiten, irgendwann die Zufriedenheit zu erfahren, die Sie beide verdienen.

Danksagung

Wann immer jemand zu schreiben beginnt und sich daran macht, ein Werk hervorzubringen, von dem er hofft, dass es seine Leser fesseln und ihnen nutzen wird, hat er ein ganzes Team um sich herum, das ihn dabei anspornt. Ein Team, das ihm Mut macht, das Kritik übt und ganz schön viel aushält. Mein Team war wahrhaftig eine engagierte Truppe.

Bei meinem Verlag, New Harbinger, war Jess O'Brien derjenige, der mich zunächst einmal für das Projekt zu begeistern wusste und es während seiner Entstehung zu meiner Beruhigung aus nächster Nähe überwachte. Meine Lektorinnen – Nicola Skidmore und Clancy Drake – sowie die Redakteurin Cindy Nixon boten mir Orientierung auf meinem zwar geraden, aber manchmal gar nicht so leicht zu erkennenden Pfad. Alle begleiteten mich wohlwollend durch den gesamten Prozess hindurch.

Die Nachsicht meiner Familie war unverzichtbar. Wenn es wieder einmal so viel mehr Spaß gemacht hatte, mit ihr zusammen zu sein, redete sie mir gut zu, ruhig die Tür hinter mir zu schließen und noch ein bisschen länger auf den Computer zu starren. Meine Kinder, Enkel und wie immer meine Ehefrau Judy halfen mir, die Abgabetermine einzuhalten und dennoch Zeit für unsere gemeinsamen Unternehmungen zu haben.

Ich stehe in der Schuld meiner Lehrer und Kollegen, deren Weisheit und Erfahrung mich immer wieder inspirieren. Vor allem bin ich meinen Klientinnen und Klienten dankbar, meinen wichtigsten Lehrmeistern. Sie sind diejenigen, die mir Richtungen aufzeigen, die mich weiterbringen und die mich bei einem falschen Schritt sachte wieder auf Kurs bringen. Sie betrauen mich mit ihrer therapeutischen Begleitung und erlauben mir, bei ihren Erkundungen mitzuwirken. Ich bin bestrebt, mir den Mut, den sie mir gegenüber bezeugen, und das mir entgegengebrachte Vertrauen zu verdienen.

Quellen

Veröffentlichungen

Chapman, Alexander L./Gratz, Kim: *Borderline-Persönlichkeitsstörung. Ein Wegweiser für Betroffene*, Paderborn 2014

Friedel, Robert O.: *Borderline Personality Disorder Demystified. An Essential Guide for Understanding and Living with BPD*, Boston 2018

Gunderson, John G./Hoffman, Perry D.: *Borderline. Diagnostik, Therapie, Forschung*, Bern 2005

Kreisman, Jerold J./Straus, H.: *Ich hasse dich – verlass mich nicht. Die schwarzweiße Welt der Borderline-Persönlichkeit*, München 2012

Kreisman, Jerold J./Straus, H.: *Zerrissen zwischen Extremen. Leben mit einer Borderline-Störung*, München 2008

Manning, Shari Y.: *Ich liebe einen Borderliner. Eine Persönlichkeitsstörung mit vielen Gesichtern*, 2018

Mason, Paul/Kreger, Randi: *Schluss mit dem Eiertanz. Für Angehörige von Menschen mit Borderline*, Köln 2009

Deutschsprachige Websites

www.borderline.at
www.borderline-angehoerige.de
www.borderline-borderliner.de
www.borderline-community.de
http://borderline-forum.net
www.borderline-netzwerk.info

www.borderline-plattform.de
www.borderlinesyndrom.net
https://bordis-online.de/
https://forum.blpl.de/
www.grenzposten.de

Deutschsprachige Blogs

Es gibt mittlerweile etliche deutschsprachige Blogs zum Thema Borderline-Persönlichkeitsstörung, von denen hier nur einige genannt werden sollen:

- Mein Leben mit Borderline: https://www.leonierachel.com
- Grenzwandler. Ein Borderline-Info-Blog: www.grenzwandler.org
- Mein Leben als Borderlinerin: http://www.mein-leben-als-borderlinerin

Daneben finden sich Veröffentlichungen von Betroffenen und Angehörigen auf YouTube (etwa die Beiträge von Dominique de Marné) und Instagram (etwa von Jennifer Wrona).